家庭看护全书

手绘图解版

[日]米山淑子 主编 朝日新闻出版 编著 孙成志 译

人民邮电出版社
北 京

图书在版编目（CIP）数据

家庭看护全书：手绘图解版 / （日）米山淑子主编；
日本朝日新闻出版编著；孙成志译. -- 北京：人民邮
电出版社，2018.3（2024.7重印）
ISBN 978-7-115-47556-5

Ⅰ. ①家… Ⅱ. ①米… ②日… ③孙… Ⅲ. ①护理学
—图解 Ⅳ. ①R47-64

中国版本图书馆CIP数据核字(2017)第315576号

版权声明

装帧设计：近江Design事务所（近江真佐彦）

内文设计：冈田茂

日文原版书封设计、内文插画：KYAN MINORU

编辑制作：BOOK PLANNING

免责声明

本书内容旨在为大众提供有用的信息。所有材料（包括文本、图形和图像）仅供参考，不能替代医疗诊断、建议、治疗或来自专业人士的意见。所有读者在需要医疗或其他专业协助时，均应向专业的医疗保健机构或医生进行咨询。作者和出版商都已尽可能确保本书技术上的准确性以及合理性，并特别声明，不会承担由于使用本出版物中的材料而遭受的任何损伤所直接或间接产生的与个人或团体相关的一切责任、损失或风险。

内 容 提 要

我国已经步入了老龄社会，越来越多的家庭都面临着老人看护问题。如何悉心照看和护理老人，让父母长辈老有所依、安度晚年，成为整个社会、每个家庭、所有子女都关注的问题。本书是家庭护理图解指南，全书涵盖看护的基础知识、基本技术，协助被护理人员翻身、起床、站立、入座、使用轮椅、行走、饮食、沐浴、更衣、如厕、紧急情况处理的应对方法，以及对护理人员的关心、压力疏导等内容，用500余张手绘护理图，教会大家在家里或养老院中，甚至紧急情况发生时，如何正确实施护理。本书适合有长期护理需求的家庭、担任家庭护理的护工，以及专业的护理人员参考使用。

◆ 主　　编　[日]米山淑子

　　编　　著　[日]朝日新闻出版

　　译　　　　孙成志

　　责任编辑　寇佳音

　　责任印制　周昇亮

◆ 人民邮电出版社出版发行　　北京市丰台区成寿寺路 11 号

　　邮编　100164　电子邮件　315@ptpress.com.cn

　　网址　http://www.ptpress.com.cn

　　北京七彩京通数码快印有限公司印刷

◆ 开本：787×1092　1/16

　　印张：13.25　　　　　　　　　2018 年 3 月第 1 版

　　字数：399 千字　　　　　　　2024 年 7 月北京第 2 次印刷

　　著作权合同登记号　图字：01-2017-4146 号

定价：68.00 元

读者服务热线：(010)81055296　印装质量热线：(010)81055316
反盗版热线：(010)81055315
广告经营许可证：京东市监广登字20170147号

前　言

　　"马上要进入家庭护理阶段了""是时候考虑家庭护理的事情了"。想必这对许多人而言，都是一件极为伤脑筋的事情吧！"事情太多了，完全不知道从哪里下手"。事实上，若在自家进行家庭护理，从起床到就寝，需要面对的事情是极为烦琐的。对于一个新手而言，自然难免愈发感到慌乱与不安。

　　不过，我们完全没必要将自己弄得筋疲力尽，也并非一定要由家人来亲自照料。首先我们要清楚一个原则，那就是"力所能及即可"。其次，既然我们每天都要重复着同样的事情，何不寻求一个轻松、有效的方法呢。那么如何才能让老人过得更开心、更舒心呢？在本书中，我们将会为您解决这一烦恼。

　　护理作为一门技术活，其实也是有窍门的。换而言之，就是护理也是有方法和要点的。本书将会采用温馨的图示来为您讲解这些方法和要点，希望您在阅读完之后，能够快速、轻松地进入角色。此外，本书并非仅单纯地说明护理的动作，而是从力学的角度来说明令护理人员与被护理人员更为轻松、愉悦的方法。

　　护理人员往往将全部精力投入"对家人的照料""做自己应该做的事情"，却忽视了对老人的"关怀话语"，而这些话语恰恰是与家人保持信赖关系，使其心情开朗所不可缺少的元素。本书的每个章节几乎都会为您介绍如何表达"关怀话语"，希望您可以借鉴使用。至于新手容易遇到的问题和麻烦，我们会在各章的末尾设置一个专栏为您答疑解惑。

　　建议您从头开始阅读本书，若您已经进入了家庭护理阶段，则可以摘取感兴趣的章节进行阅读。

　　如今，日本已经进入老龄社会，或许很多人都开始关注是否可以得到完善的公共护理服务了。两者之间虽说略有差异，但是"护理"是老龄社会的必然产物。来自家人的护理变得越来越重要，也愈发受到人们的重视。我们希望无论是护理人员还是被护理人员，都能笑颜面对每一天。

2016 年 3 月

特定非营利活动法人健康护理会

米山淑子

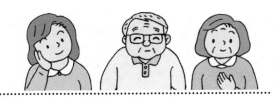

家人的护理怎么做?

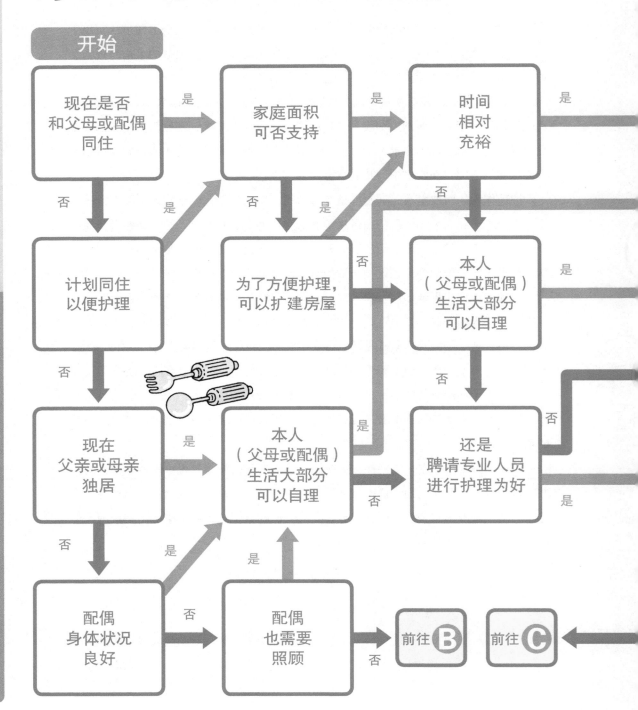

开始

现在是否
和父母或配偶
同住 —是→ 家庭面积
可否支持 —是→ 时间
相对
充裕 —是→

↓否

计划同住
以便护理 —是↗

为了方便护理,
可以扩建房屋 —是↗

↓否 （时间相对充裕）否↓

现在
父亲或母亲
独居 —是→ 本人
（父母或配偶）
生活大部分
可以自理 —是→

本人
（父母或配偶）
生活大部分
可以自理 —是→

↓否

还是
聘请专业人员
进行护理为好 —是→

配偶
身体状况
良好 —是↗

—否→ 配偶
也需要
照顾 —是↑

—否→ 前往 **B**   前往 **C** ←

4

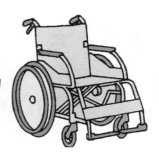

在开始照顾父母或配偶之前，我们先要做出判断，即是否真的可以在自家进行护理。如果内心还不确定、略有不安，那就依照自身的护理条件，参照下列图表来做一个YES或NO的判断吧。

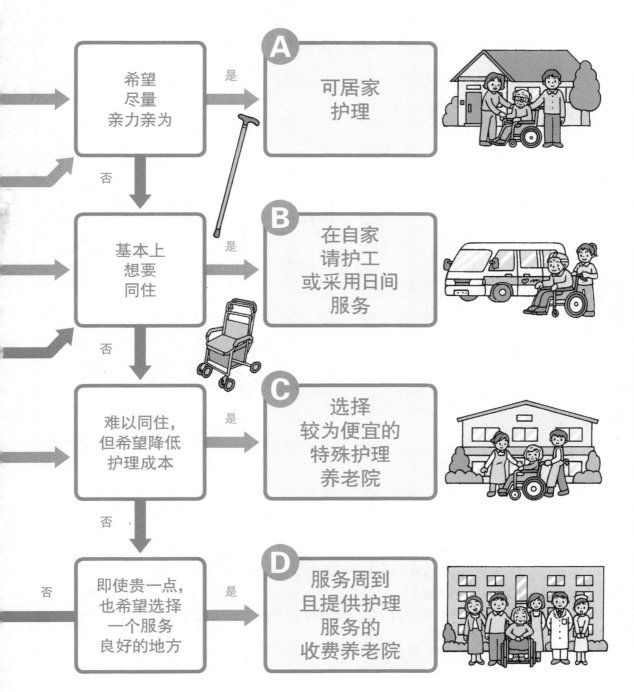

希望
尽量
亲力亲为 —— 是 →

A 可居家护理

否 ↓

基本上
想要
同住 —— 是 →

B 在自家请护工或采用日间服务

否 ↓

难以同住，
但希望降低
护理成本 —— 是 →

C 选择较为便宜的特殊护理养老院

否 ↓

即使贵一点，
也希望选择
一个服务
良好的地方 —— 是 →

D 服务周到且提供护理服务的收费养老院

护理的烦恼

虽然已经开始了家庭护理，但未知的事情太多，因此每日都生活在不安之中。
接下来会出现什么麻烦，又该如何解决……
下面，我们就介绍一些常见的案例，为您排忧解难。

护理人员
的咨询

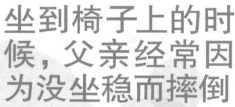 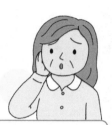

坐到椅子上的时候，父亲经常因为没坐稳而摔倒

护 理 人 员	50岁女性
被护理人员	82岁男性（体力不支）

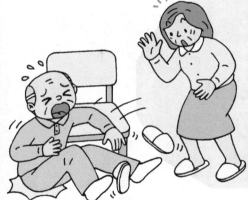

父亲的身体并没有明显的疾病，健康状况良好，只是最近体力越来越不支了。之前我扶着他坐到餐桌前吃晚饭，可是他却因为没坐稳而摔倒。请问有什么办法能让老人安全入座呢？

入座时的护理方法➡86页

母亲的三餐护理
为什么母亲无法好好吃饭？

护 理 人 员	53岁女性
被护理人员	77岁女性（阿尔茨海默病前兆）

母亲现在开始有点阿尔茨海默病的征兆了。吃饭总要我在身边提醒，不知道是不是方法不对，很多时候她总是无法好好吃饭，可是若不能好好吃饭，我很担心她的身体会受到影响……

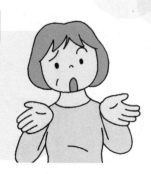

三餐的护理方法➡138页

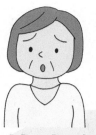

从去年开始母亲就卧床不起了，有没有什么办法能轻松帮她翻身？

护 理 人 员　45岁女性
被护理人员　70岁女性（长期卧床）

　　母亲在半年前便开始卧床不起了。为了防止她长褥疮，我每天都要帮她翻身2~3次。虽然母亲并不算很重，但是我一个人帮她翻身感觉吃力。有什么更为轻松的方法吗？

长期卧床者的护理方法➡54页

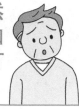

吃饭时，母亲突然被呛得厉害。不知道有什么办法可以解决吗？

护 理 人 员　60岁男性
被护理人员　86岁女性

　　之前我们家里聚餐的时候，母亲突然被呛得很厉害。她看起来很痛苦，而我却束手无策，几分钟后她才自己将卡在喉咙里的东西吐了出来。如果以后再出现这种情况，我该怎么办呢？

紧急情况的解决方法➡200页

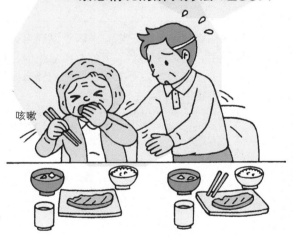

咳嗽

母亲住的房间是日式榻榻米，扶她站起来特别困难。有什么办法吗？

护 理 人 员　45岁男性
被护理人员　69岁女性（腰腿不好）

　　我们住在建了60年的老房子里。家里全是日式房间，包括一年前开始腰腿不便的母亲所居住的房间。要说花点力气我是完全没问题的，可是将她从被褥中扶起来的时候总是姿势不稳，所以我特别担心。

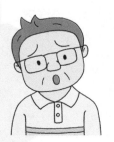

搀扶老人站立的护理方法➡74页

我居住的小区没有电梯，每天上下楼梯感觉挺担心的

被护理人员　70岁男性

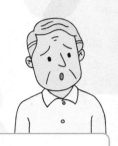
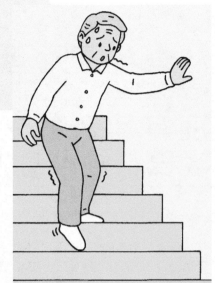

我住在低层小区的三楼。小区里没有电梯，而且楼道里还没有扶手，所以在上上下下的时候总担心自己走不稳。特别是最近愈发感到体力不支了，有没有什么办法可以确保自己安全上下楼呢？

行走时的护理方法➡122页

我和儿子两个人住在一起。让他帮忙换衣服挺尴尬的，我想自己动手

被护理人员　71岁女性
护 理 人 员　42岁男性

我是和儿子一起住的。我从半年前开始半身不遂，需要儿子帮我翻身。就是在换衣服的时候觉得挺尴尬的，有没有什么办法能让我自己换衣服呢？

换衣服时的护理方法➡166页

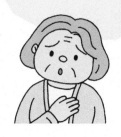

我想自己靠轮椅上厕所，不用女儿帮忙

被护理人员　74岁男性（帕金森病）
护 理 人 员　47岁女性

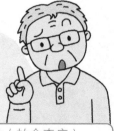

我得了帕金森病，所以在家也必须靠轮椅行动。在上厕所的时候都是依靠女儿帮忙，不过大多数的时候家里只有我一个人，一个人上厕所总觉得担心。有没有什么方法能让我自己解手呢？

如厕时的护理方法➡186页

洗澡时
特别担心
滑倒

被护理人员	75岁女性
护理人员	38岁女性

　　最近感觉腰腿的毛病越来越严重了。虽然洗澡的时候女儿会扶着我，旁边也有扶手，但我还是担心会滑倒，有什么解决的办法吗？

沐浴时的护理方法➡150页

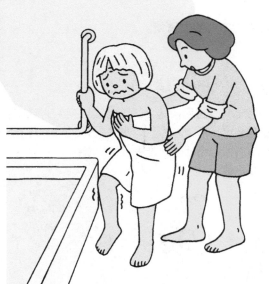

不想老是
麻烦女儿，
我想自己
起身

被护理人员	78岁女性（半身不遂）
护理人员	40岁女性

　　最近我身体的左半边开始出现半身不遂的症状了。现在和女儿两个人一起住，她白天还要工作，回来又要照顾我，十分辛苦。要是早上至少能够自己起身就好了……

起身时的护理方法➡60页

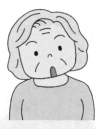

从轮椅移动到车里
时经常伤到自己

被护理人员	64岁男性（半身不遂）
护理人员	66岁女性

　　因为半身不遂，我平时都是坐在轮椅上。定期去医院检查的时候都是妻子开车送我的，只是从轮椅移动到车里的时候往往要花很长时间，而且还经常伤到自己。有什么办法能解决吗？

从轮椅上移动到车里➡104页

需要了解的  6 个要点

护理的技巧贯穿于生活的方方面面，我们几乎不可能做到将这些内容全都烂熟于心。
接下来，就为您简单讲解一下轻松护理的6个要点。

要点 1 理解 对方

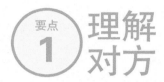

进行护理时，特别是如果被护理人员是老人，被护理人员心里会感到十分不安。

这时会产生诸如"太疼了受不了""身体不受控制了"之类的负面情绪，即便对方是自己的至亲也难以避免。

我们首先要做的便是给予充分的理解，并努力消除对方的不安情绪。

"痛"的情绪

勉强将对方从床上拉起来之类的动作会让对方感到疼痛，那么被护理人员就难免会认为"接下来大概也是疼的"。这种情绪一旦产生就难以进行后续的护理了。

"害怕"的情绪

体力衰退后，站立、行走、坐下等日常的动作也会变得非常吃力。即使是一个非常简单的动作有时候也会让老人产生害怕的情绪，这一点务必要记住。

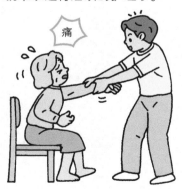

"不能动"时的焦躁

人到老年，身上的关节便开始慢慢僵硬，一旦感觉到身体不听使唤便难免会产生一种焦躁的情绪，所以即便被护理人员无法按照护理人员的意愿行动，我们也应微笑对待，不可急躁。

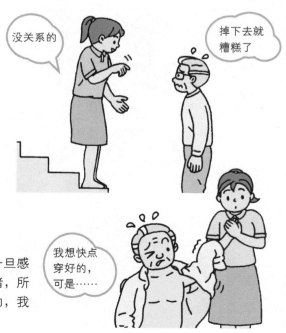

要点 2 分清楚能做的和做不了的事情

当被护理人员的身体状况逐渐虚弱之后，每天要照顾的事情便开始逐渐增加。

不过若是我们大包大揽什么都做了，反而会让老人失去自理能力，加速身体机能的衰退，因此我们首先要做的当是观察老人的状态，只做他们做不了的事情。

首先，观察老人的行动

从起床到就寝，日常的行动多种多样。我们应当根据老人的身体状况，深入观察他们每天的行动，从而分清哪些是他们可以独自完成的，哪些是需要在我们的帮助下才能完成的。

注意他们的习惯动作

只要注意观察老人的动作，就会发现诸如"因为左腿不太好所以身体有些倾斜""走路的时候抬不起腿"等本人特有的习惯动作。注意观察他们的姿势和动作有助于更好地照顾他们。

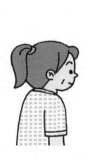

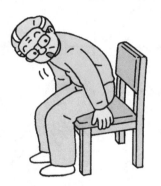

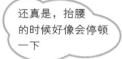

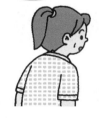

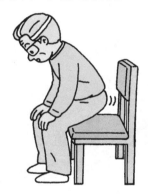

自己能做的就让他们自己做

当我们看见老人动作迟缓的时候，经常会忍不住立即帮他们达到目的，不过为了维持他们的身体机能，我们还是应该让他们自己慢慢完成。耐心在身边等待一下吧！

只帮他们做自己做不到的事情

只有当他们无论自己怎么努力也做不到的时候，我们才能伸出援手。这时候，应该理解被护理人员的"痛""害怕""不能动"的心理，尽量不要给他们增添新的心理负担。

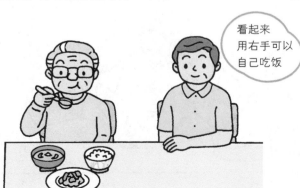

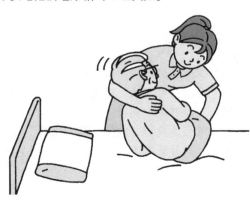

与老人沟通后再开始

在帮助他们之时，如果无视本人的意愿而仅是将自己的意愿强加于人，是无法顺利进行的。在伸手之前，要将自己接下来的想法传达给对方，让对方有个心理准备，这样做往往会事半功倍，而且也能避免一些不必要的磕碰。

接下来做什么

在帮助老人之前，先要告诉他们接下来要做的事情。如果老人对我们要做的事情一无所知，即便他们只是被挪动了一下身体也会感到不舒服。

为什么要这么做

例如起床之后是要坐在床上吃饭，还是要去什么别的地方。目的不同可能会导致起床姿势的不同，所以在伸手帮助老人之前，要先告诉他们接下来要做什么。

希望他们怎么予以配合

若护理人员与被护理人员都明白应该怎么做，事情就会变得简单很多。如果老人能够意识到自己的活动方向，从而将重心往目的方向偏一些，那么护理人员就会节省不少力气。

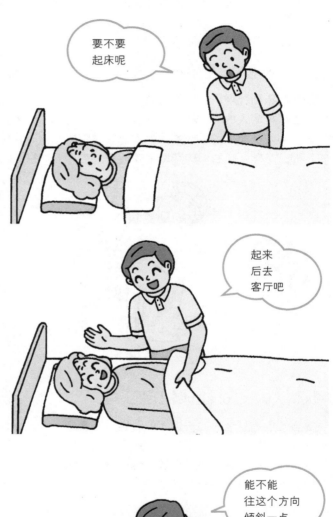

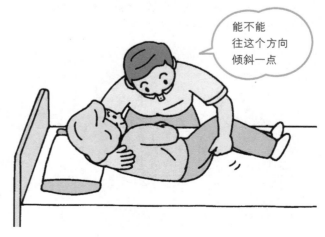

要点 4 语气要温柔

关怀的话语十分重要，往往会成为双方行动的润滑油。

不仅要告诉对方接下来要做的事情，还应该将重点和要领告知对方，如此一来，老人便会安心配合了。

用易于理解的语言说明目的

从椅子上站起来的时候，如果只说一句"起来吧"，会让老人觉得很冷漠，如此一来配合程度就会低很多。

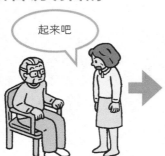

如果将接下来要做的事情说清楚，那对方就能理解并给予配合了。

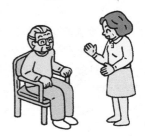

语气应温柔，语速应缓慢

温柔的语气确实很重要，不过即使我们用的是"……吧"这种很温柔的语气，但若是反复强调，或是在态度不好的情况下，也会让对方觉得压力很大。

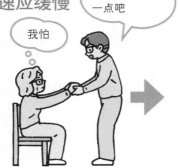

若是用"咱们……""能不能……"这种温柔的语气放低声调缓慢地请求对方，则会更容易得到老人的理解和配合。

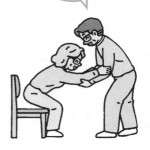

以动作来加以辅助说明

如果是仅仅告知对方朝向或方向，可能老人会分不清到底说的是哪条腿。

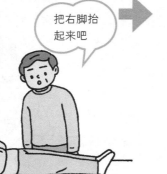

如果能够轻轻拍一下需要活动的那条腿，那老人就一定不会理解错了。

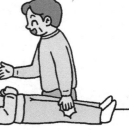

13

要点 ⑤ 接触身体时应轻柔

在温柔地传达了自己的目的后，还应该轻柔地接触对方的身体。对于一些身体僵硬，皮肤脆弱、敏感的老人而言，这一点更是尤为重要。

尽量不要让对方觉得"痛"。

不要从上往下抓

虽然对护理人员而言，从上往下抓住老人的手或脚会更方便一些，但是这种姿势是不可取的。如果老人的手脚突然被抓住，难免就会产生紧张的情绪，有些人甚至还会因此感到疼痛。

将老人的手或脚举起来的时候，应该像图中那样，将自己的手掌打开，从下往上支撑，就像将对方的手或脚放在自己的手上。

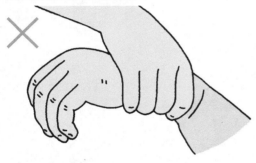

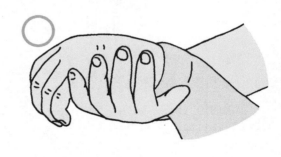

双手支撑

若单手抬起老人的手或脚，不仅需要花费更多力气，而且更重要的是单点施力很容易让老人感到疼痛。

将老人的手抬起时，应该像图中那样用双手支撑住老人的手肘和手腕。同理，将老人的脚抬起时，应该用双手支撑住膝盖和脚腕。

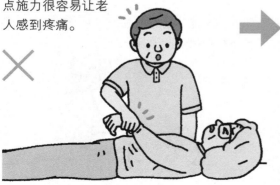

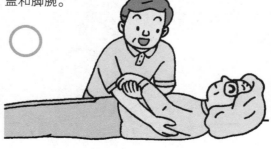

不对身体造成负担

若不能掌握照顾的姿势，特别是体位变换的技巧，就会让护理人员觉得异常吃力。若是胡乱用力甚至有可能会拉伤自己的腰部等部位。无论是护理人员还是被护理人员，都希望能有一个轻松、省力的方法。

采取稳定的姿势

在双方体格有差异的情况下，往往要用较大的力气来协助老人行动。如果姿势不当则会对护理人员的身体形成很大的负担，因此，首先是要采取一个稳定的姿势。

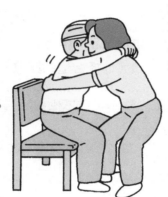

不可一下子用力,应缓慢用力

在需要使力的情况下，若是一下子用力就有可能伤到对方或自己。应采取缓慢用力的方法，切不可急于求成。

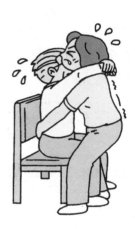

借助工具、安装设备

若是所有费力的事情都依靠自己的力量，这对体力而言则是极大的消耗。在变换体位之时可以使用固定带，或是借助扶手或拐杖等。根据实际需要开动脑筋吧！

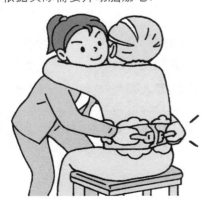

借助第三者的力量

坐轮椅外出也难免会遇见需要上下楼梯的情况。无须感觉羞愧，尽管开口请身边的人给予帮助。万不可因护理人员过于自信而对被护理人员造成伤害。

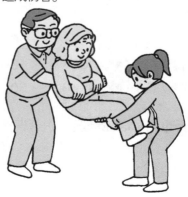

目录

第1章　护理的基础知识 ·································· 23

第2章　护理的基本技术 ·································· 33

第3章　翻身时的护理 ·································· 45

扫描左侧二维码
添加企业微信，免费观看图书配套视频

- 首次添加企业微信，即刻在线观看图书配套视频。
- 非首次添加企业微信，请先回复"47556"，而后根据操作提醒，在线观看图书配套视频。

关于本书

翻身、行走、沐浴、进食……需要护理的内容覆盖了日常生活的方方面面。
在本书中，将会以章节的形式对护理的各种动作进行分类说明。
简洁的插图和详细的说明定会让您一目了然。
在阅读本书正文之前，先来看看正确的阅读方式吧！

▋使用简洁的插图和易懂的 ▋说明文字

围绕着护理所需的基本动作，使用大量的插图来进行简单、易懂的说明。即使是复杂的动作，也被概括成了尽量简洁、明了的步骤，力求让您能够一目了然。

▋详细说明了与老人沟通时 ▋的要领

双方配合是促进护理行为顺利进行的重要因素。言语的沟通对于促进双方的配合起到了至关重要的作用。本书使用了漫画对白的形式说明所有动作前的沟通要点。

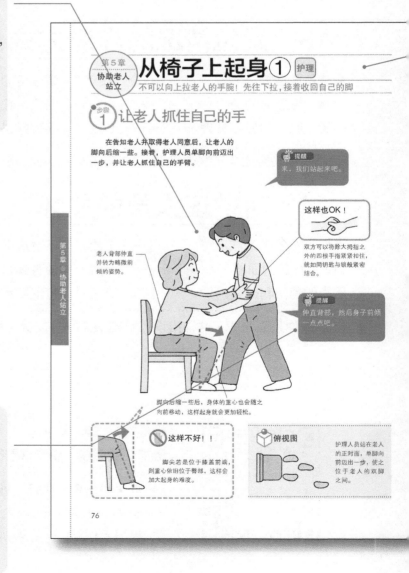

使用图标，让所有内容变得一目了然

● 用于表示护理程度的图标

自理 老人可以独立完成。

护理 需要依靠护理人员的协助才能做到。

● 用于表示身体状况的图标

偏瘫 半边身体不能随意转动。

成功的小窍门

本书详尽地说明了在各种情况下易犯的错误以及常见问题等。如果您即使按照本书的说明进行操作也无法顺利进行，那就看看这里吧！

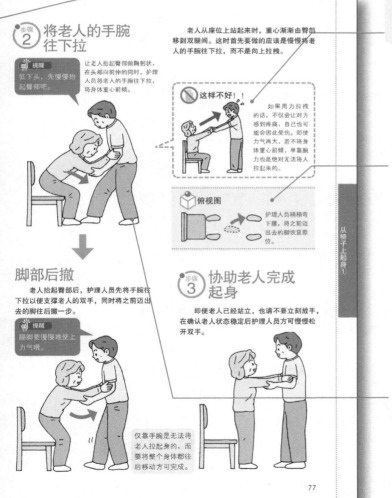

步骤2 将老人的手腕往下拉

提醒 低下头，先慢慢抬起臀部吧。

让老人抬起臀部做鞠躬状，在头都向前伸的同时，护理人员将老人的手腕往下拉，将身体重心前倾。

老人从座位上站起来时，重心渐渐由臀部移到双腿间。这时首先要做的应该是慢慢将老人的手腕往下拉，而不是向上拉拽。

🚫 这样不好！

如果用力拉拽的话，不仅会让对方感到疼痛，自己也有可能会因此受伤。即使力气再大，若不将身体重心前倾，单靠腕力也是绝对无法将人拉起来的。

俯视图

护理人员稍稍弯下腰，将之前迈出去的脚恢复原位。

脚部后撤

老人抬起臀部后，护理人员先将手腕往下拉以便支撑老人的双手，同时将之前迈出去的脚往后撤一步。

提醒 腿脚要慢慢地使上力气哦。

步骤3 协助老人完成起身

即便老人已经站立，也请不要立刻放手，在确认老人状态稳定后护理人员方可慢慢松开双手。

仅靠手腕是无法将老人拉起身的，而要将整个身体都往后移动方可完成。

从椅子上起身①

77

备注的信息也很丰富

详细说明了许多必备的小知识。

轻松护理的小窍门应有尽有

有时候，只要我们稍稍改变一下动作方向、施力方法等，就能让自己轻松很多。在本书中也详细地介绍了这些轻松护理的小窍门。

本书中使用的
护理用语

在申请护理保险或是向专业人士、医师咨询时，我们会听到许多新的专业用语。以下为您说明本书用到的一些最基础的护理用语的含义。

偏瘫侧　在医疗、护理用语中被称为"患侧"，是指因脑血管疾病而导致半身不遂后无法活动的一侧身体。

非偏瘫侧　在医疗、护理用语中被称为"健侧"，是指无偏瘫、可自由活动的一侧身体。

自　理　是指无须特别照顾，可自己照顾自己的状态，不过身边仍需有人护理。

护　理　体弱或是患病者，身边离不开人照顾。这种情况又可分为"完全护理"和"部分护理"。完全护理指的是因重疾导致的生活几乎不能自理，需完全依赖他人护理；部分护理指的是生活基本可以自理，偶尔需要依赖他人护理的情况。

吞　咽　指的是将口中的食物咽下。咽下食物困难者被称为吞咽障碍者。

挛　缩　指的是肌肉或关节僵硬导致身体无法自由活动的状态。多由卧床不起等长期不运动所导致。

褥　疮　长期以同一姿势卧床，会造成身体部分受到压迫，血液无法正常流动，进而导致皮肤坏死。

口　腔　咬碎食物之处，也就是嘴巴。在医学上指的是从嘴巴到咽喉的部分。

第1章

护理的基础知识

在开始护理之前，我们需要掌握一些基础知识。本章中，我们将为您简单介绍被护理老人的身体及心理状态、护理必须使用的工具及物品等内容。

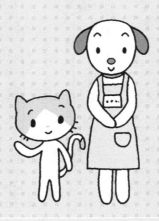

了解老人的身体
年龄的变化并非只体现在外表上

年龄增长所导致的身体变化

随着年龄的增长，身体所产生的变化事实上是多种多样的。比如皱纹或痦子的增加、背部的弯曲等从外观上便可以感受到的变化。

了解老人的身体变化有助于我们更好地对他们进行护理，所以一起来了解一下这些变化的内容吧！

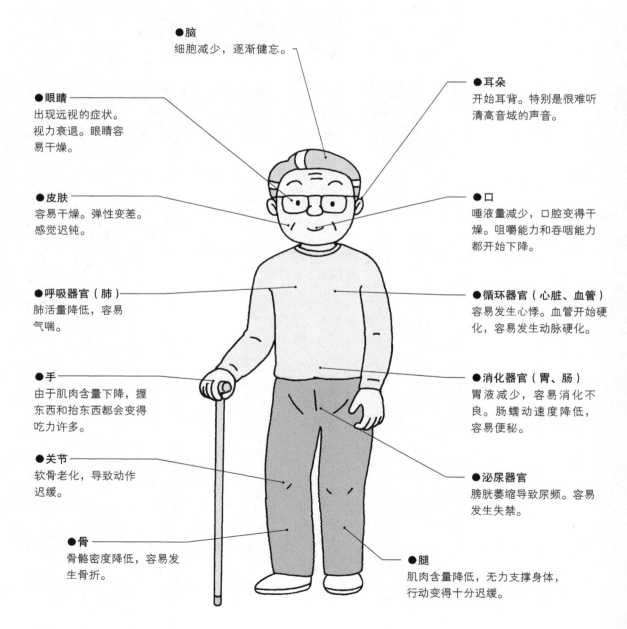

●脑
细胞减少，逐渐健忘。

●耳朵
开始耳背。特别是很难听清高音域的声音。

●眼睛
出现远视的症状。视力衰退。眼睛容易干燥。

●口
唾液量减少，口腔变得干燥。咀嚼能力和吞咽能力都开始下降。

●皮肤
容易干燥。弹性变差。感觉迟钝。

●呼吸器官（肺）
肺活量降低，容易气喘。

●循环器官（心脏、血管）
容易发生心悸。血管开始硬化，容易发生动脉硬化。

●手
由于肌肉含量下降，握东西和抬东西都会变得吃力许多。

●消化器官（胃、肠）
胃液减少，容易消化不良。肠蠕动速度降低，容易便秘。

●关节
软骨老化，导致动作迟缓。

●泌尿器官
膀胱萎缩导致尿频。容易发生失禁。

●骨
骨骼密度降低，容易发生骨折。

●腿
肌肉含量降低，无力支撑身体，行动变得十分迟缓。

年龄增长导致衰老的三个原则

减

· 脑细胞、骨骼、肌肉等

　　"减"中最具代表性的便是脑细胞，而这也是导致"健忘"的原因。此外，骨密度也开始降低，特别是女性随着体内激素水平的下降，很容易诱发骨质疏松。随着肌肉含量的减少，腰腿也开始变差，这也就是老人为什么会经常跌倒。

硬

· 血管、韧带、皮肤等

　　这其中最明显的便是血管，因此动脉硬化，特别是脑血管疾病是十分常见的老年病。此外，韧带也开始变得僵硬，导致关节的活动范围开始逐渐缩小。换而言之，身体的活动性开始下降。皮肤中的水分含量逐渐下降，容易干燥，因此皮肤也开始逐渐变硬。

紊乱

· 矿物质、激素等

　　最明显的便是老人体内矿物质水平的紊乱，因此容易诱发脱水及暑热证。此外，激素水平的紊乱会导致自主神经的机能低下。特别是女性绝经后，体内的激素水平下降，容易诱发更年期综合征等多种疾病。

老年病的特点

　　老年病的特点在于，疾病的病因不单一，经常是身体多处机能同时出现问题。随着年龄的增长，身体往往会同时出现多种症状。

　　在诊疗的时候不可只针对单一症状进行治疗，而应该在进行全身检查的基础上进行治疗。由于身体的抵抗力开始下降，治疗难度也会相应增加，因此，老年病的另一个特征便在于很多都是无法根治的慢性病。

　　与年轻人不同，即使患的是同一种疾病，每个老人的体力及出现的症状也各有不同。

　　尤其是年长者每个人的人生观不尽相同，加之每个人的生活环境有所差异，需要根据不同的人采取不同的方法。

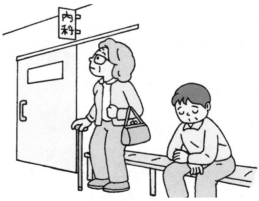

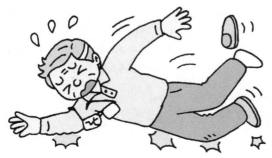

　　此外，诸如痴呆、跌倒、失禁等在年轻人身上几乎看不见的疾病，反而是老人身上的常见病。一旦出现疾病，就往往需要多病同治，所以药物之间的相互作用也是一个不得不考虑的因素。

了解老人的心理

随着年龄的增长，老年人会愈加缺乏安全感

年龄增长所带来的心理变化

随着年龄的增长而发生变化的不只是身体，还有老人的心理。退休后生活变得不规律，在家庭中的作用逐渐开始弱化，子女独立后离开自己，只剩下夫妻二人甚至有些老人是一个人独自居住，每一个老人都会面临诸如此类的环境变化。这种变化会导致老人的性格发生改变，甚至令其内心充满不安。

可以看到的心理变化

不安

身体机能的衰退及环境的变化会让老人感到不安。总觉得心里不踏实，开始变得抑郁，动不动就指责他人。孤单、多疑、自私、顽固等均为不安的表现。这些其实都是老人在向周围的人诉说着他的内心变化。

封闭自己

随着社会地位的降低，行动范围的受限，老人很容易在社会和家庭中封闭自己。

这种状态若长时间维持，则会成为影响老人心理的一个严重问题。在极端状况下还会引发老人的抑郁症，因此家人应该给予老人更多的关心和重视。

无精打采

随着身体的衰老，老人会明显感觉到提不起精神，一旦生病就觉得自己过不去这个坎儿了，如此一来便每天都是无精打采的。

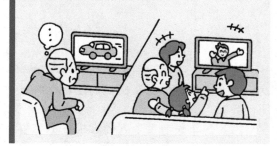

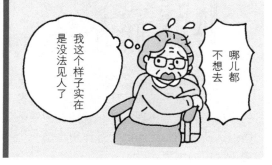

记忆减退，观察力上升

人到老年，反而会产生年轻时没有的能力。虽然对新事物的记忆力衰退了许多，但是理解能力和观察能力却反而上升了。只要肯花时间，学习能力就可以得到维持。

我们应该协助老人融入一个新的环境之中，比如进入一个新的学习或工作阶段，或是参加志愿者活动。

老人的抑郁症

近年来，越来越多的老人患上了抑郁症。究其原因，便在于衰老所导致的身体衰老，以及环境的变化、社会地位的丧失等。

老人一旦患上抑郁症，表现出来的症状倒不一定是精神上的抑郁，而可能是下列这些症状。

①耳鸣、头晕、手脚麻木等自主神经症状。

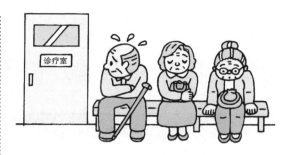

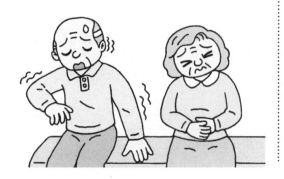

②头痛、腰痛、胃部不适等临床主诉。

到医院检查后查不出病因，于是每日都沉浸在过分苦恼自己身体状况的情绪之中。这也是老人的一个特点。

如果我们单纯地认为这只是老人的通病，从而置之不理，不去询问医师，那这种情况很有可能还会继续恶化，这点需要引起我们的重视。

抑郁症和阿尔茨海默病

老人的抑郁症很容易被家人误解为阿尔茨海默病。阿尔茨海默病除了记忆力衰退之外，还会出现诸如情绪低落、注意力下降、脾气火爆等与抑郁症十分相似的症状。当然，也有抑郁症和阿尔茨海默病同时发病的情况，因此一旦我们发现老人的情绪不稳定，就应该马上前往医院寻找医师咨询或寻求精神科的帮助。

担心护理人员患上护理抑郁

对老人的护理往往会使护理人员疲惫不堪，有些甚至还会患上护理抑郁。在需要的时候可以寻求家人的帮助，而且社会上的家政服务机构也多种多样，还是应该留给自己适当的休息空间。

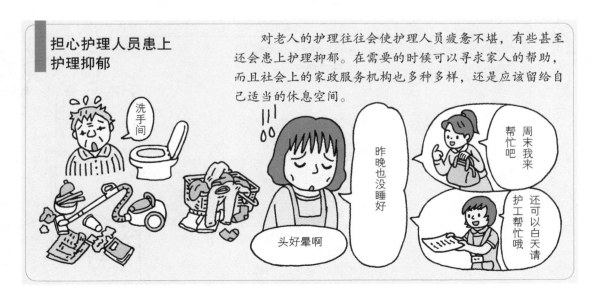

护理用品的种类

根据老人的状况来选择合适的用品和用具

依据护理等级选用护理用品

		需支援1、2	需护理1	需护理2
需要的护理		· 必要时的外出陪同 · 帮助换衣服 · 大小便失禁时的应对	●部分护理 · 外出时的陪同 · 步行时的帮助 · 沐浴时的帮助 · 帮助换衣服 · 必要时的如厕帮助	· 洗脸时的帮助 · 洗手时的帮助
床铺四周		· 设置有扶手的床铺	· 设置有扶手和护栏等物的床铺 床	
活动		· 拐杖 · 步行车	· 步行用的多种拐杖 · 室内步行器 · 步行车 · 绑好手帕防止摔倒 · 去除台阶 室内步行器　步行车	
沐浴		· 浴室用栏杆、脚凳 · 防滑垫	· 沐浴凳（洗澡凳） · 升降椅 沐浴凳（洗澡凳）	
如厕		· 洗手间 · 纸尿裤 · 纸（康复）内裤	· 洗手间 · 活动栏杆 · 坐便凳 · 加热马桶圈 · 纸尿裤 · 纸（康复）内裤	坐便凳

护理用具种类繁多。根据老人的身体状况来选择合适的用品，不仅会让您省力不少，而且安全系数也会上升许多。护理用品一般价格比较昂贵，若能充分利用辅具，便会更加安全、放心。接下来我们介绍一些主要的护理用品。

需护理3	需护理4	需护理5
●接近全面护理 ·帮助换衣服 ·进食时的帮助 ·轮椅全面帮助 ·如厕时的帮助 ·协助使用便携式坐便器	·沐浴时的帮助 ·褥疮的预防	●全面护理 ·褥疮预防、床上翻身 ·帮助换衣服 ·进食时的帮助 ·轮椅全面帮助 ·如厕时的帮助

·设置有扶手和护栏等物的床铺
·可上下调节的床
·电动调节床
·翻身枕垫
·防褥疮气垫

翻身枕垫

防褥疮气垫

·电动轮椅
·室内、走廊、厕所、浴室用栏杆
·辅助栏杆
·护理绑带
·轮椅

辅助栏杆

辅助腰带

轮椅

·浴室用扶手
·浴室用升降器
·整体浴室用泄水板

浴室用扶手

浴室用升降器

整体浴室用
泄水板

·移动厕所
·卧床坐便器
·纸尿裤
·纸尿片

男用接尿器

女用接尿器

卧床坐便器

如何选择合适的床铺

应选择尽量宽且可以安装扶手的床铺

对于身体开始衰退的老人而言，床铺占据了他们生活中极为重要的位置，因此，我们不仅要为老人选择一个舒适的床铺，更重要的是要考虑到床的功能性。由于老人多在床上吃饭、换衣服，因此我们要根据老人的身材来选择合适尺寸的床。

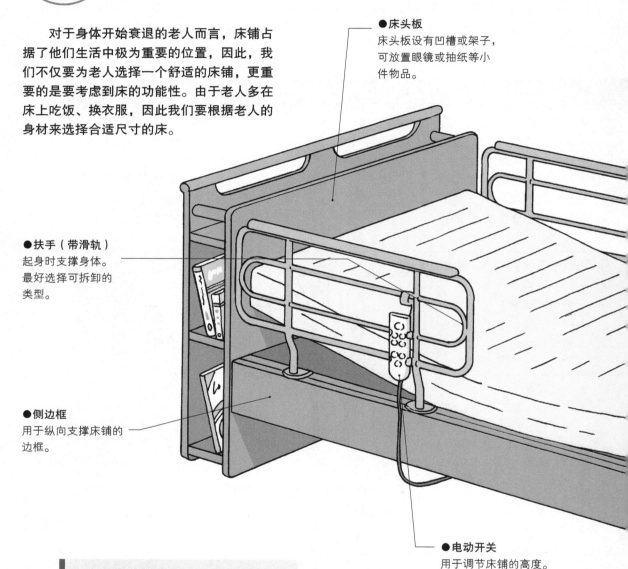

●床头板
床头板设有凹槽或架子，可放置眼镜或抽纸等小件物品。

●扶手（带滑轨）
起身时支撑身体。最好选择可拆卸的类型。

●侧边框
用于纵向支撑床铺的边框。

●电动开关
用于调节床铺的高度。

协助老人活动的扶手

老人从床上起身，前往椅子或轮椅时需要依靠扶手来支撑身体。即便现在不需要，随着年龄的增长今后可能也会需要，因此在选购老人的床铺时，最好选择安装有扶手，或可安装扶手的类型。

床下空间的重要性

市面上销售的床铺多为床底设置储物抽屉，或侧板高度与床面持平的类型，但是这种类型的床铺底下没有保留活动空间，而当老人从床上站起或身体忽然不适的时候，床下的活动空间便显得尤为重要，因此，应选择底下为裸空的床铺。

床铺的宽度

医疗机构中使用的床铺比较狭窄，这是为了方便医生及护士操作，但是家庭护理用的床铺应尽量选择宽度在100cm以上的。这是因为老人需要在床上翻身，而且宽的床铺也方便老人起身。

床垫的硬度

很多人会觉得柔软的床垫睡得更舒服一些。事实上这是一个误区，对身体机能尚可的老人来说，软垫会使身体下沉，反而难以适用。应该选用厚度在5～6cm的硬质床垫。

床铺与榻榻米，哪个更好一些？

在家庭护理中，若是老人起身困难，或是平日里都坐在轮椅上，那么最好使用床铺。不过如果老人的身体机能尚佳，能自己起床、站立，也没有必要非得新买床铺。需尊重老人的生活习惯，并尽量维持老人的健康状况。

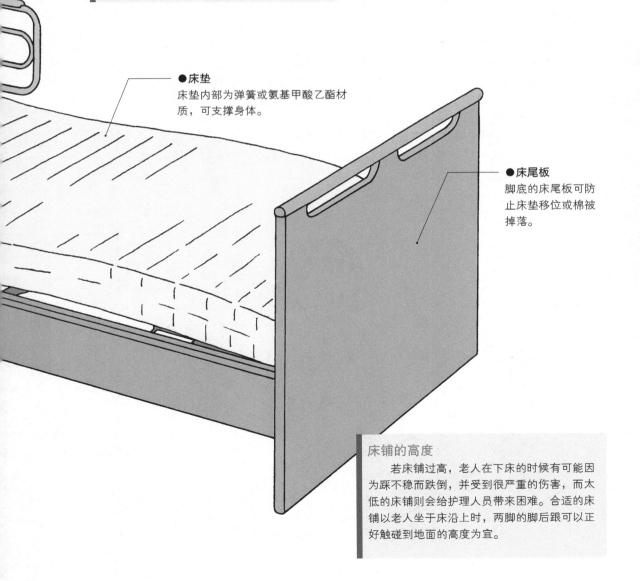

●床垫
床垫内部为弹簧或氨基甲酸乙酯材质，可支撑身体。

●床尾板
脚底的床尾板可防止床垫移位或棉被掉落。

床铺的高度

若床铺过高，老人在下床的时候有可能因为踩不稳而跌倒，并受到很严重的伤害，而太低的床铺则会给护理人员带来困难。合适的床铺以老人坐于床沿上时，两脚的脚后跟可以正好触碰到地面的高度为宜。

如何选择合适的床铺

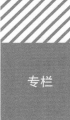
绝不可默不作声

关于护理，除了一些小窍门和正确的心态之外，还有一些"不可犯的错误"要注意避免。接下来，就为您举例介绍一些不可犯的错误。

言语的关怀是护理人员与被护理人员之间的润滑剂，对双方都十分重要，不过随着护理时间的延长，很多事情就都会变得程序化，不少人在护理的时候就开始变得沉默寡言了。可能是全神贯注于手中的动作，而忘记了与对方的交谈，这是一个极为危险的现象，老人很有可能因此感觉自尊心受到了打击。

换个角度想想。假设突然有人默不作声地抓住你，你是不是也会感到惊讶或厌烦呢？老人也是如此。什么也不说就突然抓住他，会让他感觉到自己就如一件物品一样受人摆布，这会造成极大的心理打击，导致老人的身心受到损伤。

此外，对于护理人员来说，在每一个护理动作开始前先与老人沟通也有助于在意外发生时能够及时应对，所以在护理时千万不能忽视与老人的交流！

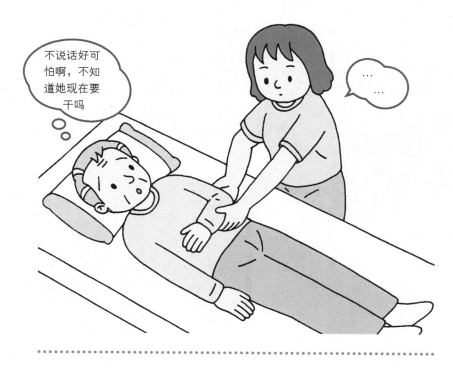

第2章

护理的
基本技术

护理是一个体力活，即使是专业的护理人员也难免遭受腰酸腿疼的痛苦。本章将为您介绍轻松护理的基本技术。

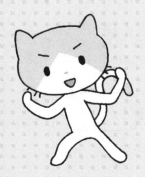

双腿张开，重心下沉

双腿尽量张开让重心下沉有助于动作的稳定

我们在做健身操时，骨骼、关节及肌肉等部位都会发生力学性的相互关系。在移动老人或为老人变换姿势的时候，可以利用做健身操的原理减轻护理人员的负担，并提高安全系数。

■■ 支撑面尽量张开

支撑面指的是支撑物体的基础面积。即使我们只是站着不拿任何东西，双腿张开或是呈前后张开交叉的状态也比闭拢时要稳定一些。

● 双腿并拢自然站立（支撑面窄）

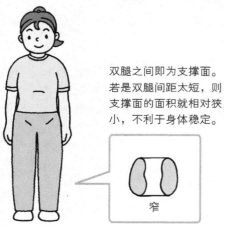

双腿之间即为支撑面。若是双腿间距太短，则支撑面的面积就相对狭小，不利于身体稳定。

窄

● 双腿张开站立（支撑面宽）

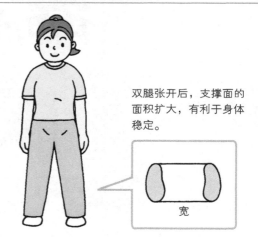

双腿张开后，支撑面的面积扩大，有利于身体稳定。

宽

● 拄着拐杖（支撑面更宽）

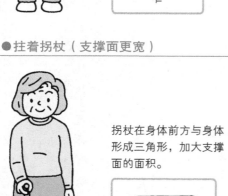

拐杖在身体前方与身体形成三角形，加大支撑面的面积。

支撑面的面积扩大不仅可以更好地稳定护理人员的姿势，也可以防止老人摔倒等安全事故的发生。

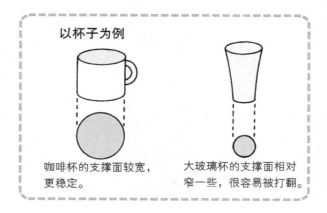

以杯子为例

咖啡杯的支撑面较宽，更稳定。

大玻璃杯的支撑面相对窄一些，很容易被打翻。

腰部下沉稳定身体

人在站直状态时，身体的重心位于腰部附近，重心越低身体越稳定。在上一页我们说明过，双腿张开后支撑面会变宽。除此之外，腰部的下沉也会让身体的重心随之降低，身体稳定了自然也就更加安全了。

●自然的站立状态（重心高）

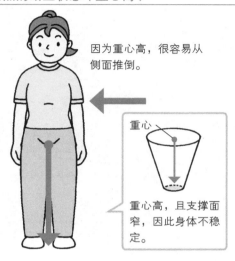

因为重心高，很容易从侧面推倒。

重心

重心高，且支撑面窄，因此身体不稳定。

●腰部下沉站立（重心低）

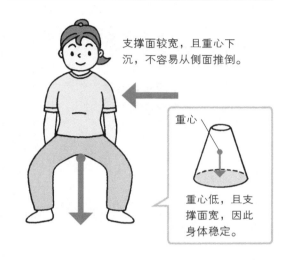

支撑面较宽，且重心下沉，不容易从侧面推倒。

重心

重心低，且支撑面宽，因此身体稳定。

支撑面与重心的关系

有的时候，支撑面窄会让身体更灵活，更易于护理。

举个例子，从椅子上站起来的时候，如果将脚稍向后收，减少支撑面，会更容易站起。

●双腿往前伸出时的坐姿
（支撑面宽）

支撑面加宽的面积只有双腿伸出的这部分面积，坐姿确实稳定了许多，不过站起来却相对困难一些。

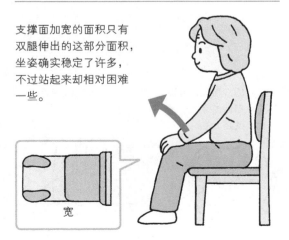

宽

●双腿略向后靠时的坐姿
（支撑面窄）

支撑面窄的坐姿虽然不太稳定，但是站起来则相对容易一些。

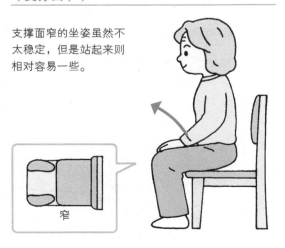

窄

双腿张开，重心下沉

利用力矩原理

做动作时尽量离轴心远一点

◼◼ 做动作时尽可能远离轴心

力矩指的是作用力使物体绕着转动轴或支点转动的趋向。以右边的例子来对"杠杆原理"进行说明。

支撑的支点与施加作用力的施力点之间的距离（力臂）越短，所需的作用力就越大，而距离越长则越省力。

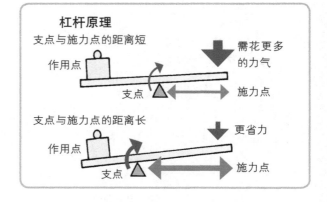

杠杆原理

支点与施力点的距离短
作用点
支点
需花更多的力气
施力点

支点与施力点的距离长
作用点
支点
更省力
施力点

为老人翻身时

●膝盖高度较低（力臂短）

膝盖高度较低时，支点与施力点之间的距离（力臂）较短，为老人翻身需要使用较大的力气。

施力点

距离短

支点

老人的膝盖为施力点，与床铺接触的面积为支点。

施力点
力
支点

●膝盖高度较高（力臂长）

膝盖高度较高时，支点与施力点之间的距离（力臂）较长，将老人翻过来就会省力许多了。

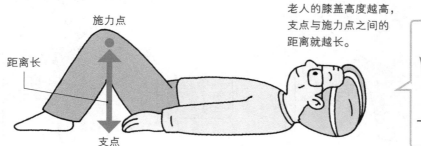

施力点

距离长

支点

老人的膝盖高度越高，支点与施力点之间的距离就越长。

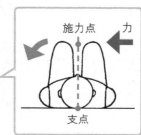

施力点
力
支点

搬运重物时应尽量让其贴近身体

我们在搬运重物时，若是将重物放置于远离身体的一侧，重物一侧的力臂就会变长，我们也会费力很多，而若是让重物贴近身体，重物一侧的力臂缩短，我们自然就会觉得省力啦。

搬运重物时

●重物远离身体

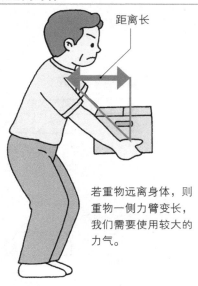

距离长

若重物远离身体，则重物一侧力臂变长，我们需要使用较大的力气。

●重物贴近身体

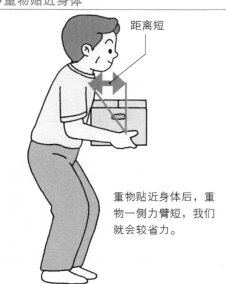

距离短

重物贴近身体后，重物一侧力臂短，我们就会较省力。

●护理时，尽量让老人贴近自己

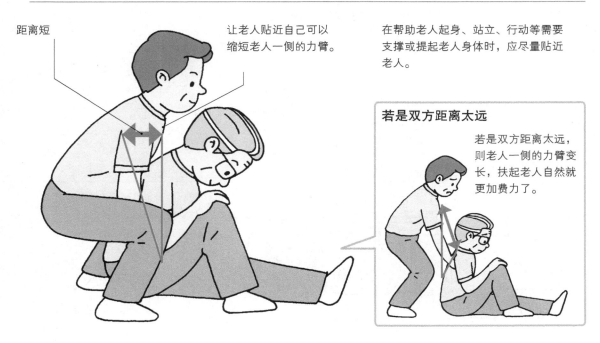

距离短

让老人贴近自己可以缩短老人一侧的力臂。

在帮助老人起身、站立、行动等需要支撑或提起老人身体时，应尽量贴近老人。

若是双方距离太远

若是双方距离太远，则老人一侧的力臂变长，扶起老人自然就更加费力了。

减小摩擦，蜷起身体

减少接触面积，不让体重分散

减小床或地板与身体的摩擦

摩擦力是指阻碍物体相对运动的力。如果能减小护理时的摩擦力，特别是从床铺、地板起身或行动时的摩擦力，就会让护理工作轻松很多。

● 减小与床铺的接触面积

在协助老人起身（64页）等需要移动老人身体的时候，将老人的腿弯曲可以减少与床铺的接触面积，从而减小摩擦力。

将老人的腿弯曲可以减小与床铺的接触面积。

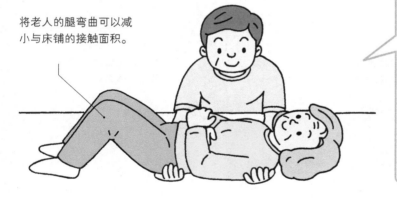

膝盖没有弯曲时

从头到脚，整个身体都与床铺接触，因此接触面积很大。

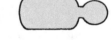
膝盖弯曲时

下半身只有脚底与床接触，接触面积小，摩擦力就会减小。

● 使用减小摩擦力的垫子

在床上移动或将老人移动到其他地方时，为了减小摩擦力，可以购买一张滑垫。这种垫子可以让您省力不少。

移动之前在老人身体下面铺上一张滑垫，然后再移动其身体。

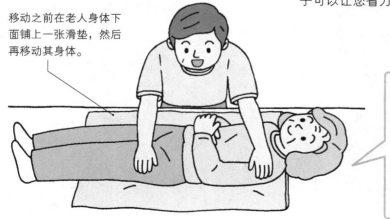

袋状的滑垫表面由光滑的尼龙等化学纤维制成。

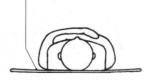

手脚交叉、缩小身体

我们在搬运同样重量的东西时，会觉得体积小的比体积大的省力许多。

我们在搬动躺在床上的老人时，也是如此。如右图所示，人的手和脚其实也是有重量的，所以手脚打开的状态远比交叉的状态难以搬动。

人体各部位的重量占比

部位	占比
头	8%
躯干	46%
上臂	3%
前臂	2%
手	1%
大腿	10.5%
小腿	5%
脚	1.5%

● 手脚打开躺在床上时

一个体重50kg的人，一只胳膊的重量就达到3kg，一条腿的重量则高达8.5kg。

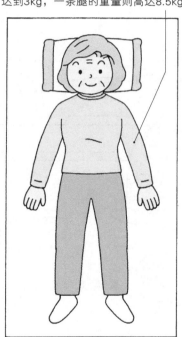

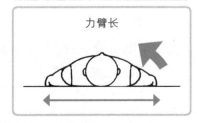

力臂长

在双手、双脚分开的情况下，身体的重量被分散开，所以在帮老人翻身的时候就要花费较大的力气。

● 手脚交叉躺在床上时

如果难以双手交叉，那就将一只手放在胸前。

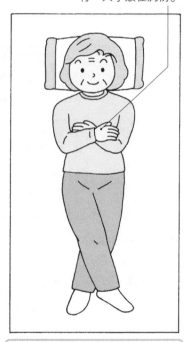

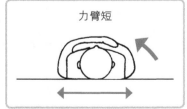

力臂短

双手交叉置于胸前，双脚也沿着身体的中轴线交叉，这样分散的体重就会集中一些，自然在帮老人翻身的时候就能省力不少。

减小摩擦，蜷起身体

39

顺利地移动重心

不用扭动身体，顺利地移动老人

■■ 省力地移动重心

在双方体格差异过大的情况下，若是护理人员用力搬动老人，则在惯性作用的驱动下，双方都有可能受到伤害（42页）。明白重心的原理后再进行护理就会减轻腰部的负担，让护理变得更轻松。

帮助老人起身的时候

保持老人上身的稳定后，不要急着将老人扶起来，而要明白此时老人身体的重心位于腰部附近。

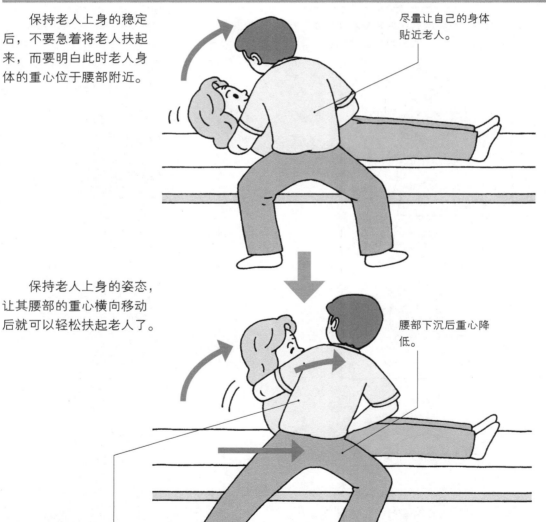

尽量让自己的身体贴近老人。

保持老人上身的姿态，让其腰部的重心横向移动后就可以轻松扶起老人了。

腰部下沉后重心降低。

随着老人起身的趋势，缓慢扶起老人。

不用扭动身体，向目标方向旋转

当护理动作并非直线，而是需要旋转身体的弧形运动时，护理人员往往会单纯地扭动身体，而自己的脚部位置却是不变的，不过这个动作很容易让护理人员感到腰疼。

在进行弧形运动的时候，要有意识地让自己转向目标方向，但不要扭动身体。

从床上移动到轮椅上时

● 支撑老人的身体，与之一起移动

将老人从床上移到轮椅上的时候，应保持老人上身不动，护理人员通过脚部的缓慢旋转来带动老人的身体一起旋转，记住不要扭动自己的腰身，以免伤到腰部。

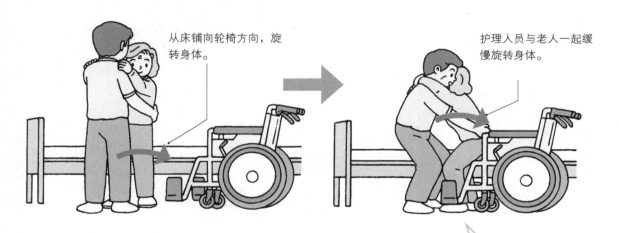

从床铺向轮椅方向，旋转身体。

护理人员与老人一起缓慢旋转身体。

● 如果仅扭动上身来旋转方向

若大幅度扭转上身移动老人，不仅难以使劲，而且还很危险。若护理人员仅靠腰部用力是很容易引起腰疼的。

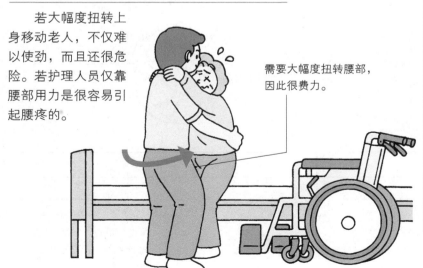

需要大幅度扭转腰部，因此很费力。

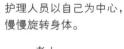
护理人员以自己为中心，慢慢旋转身体。

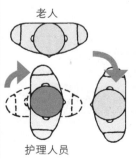

老人

护理人员

老人也随着护理人员的动作缓慢旋转身体。

41

动作不要太猛

动作太猛容易产生惯性运动，有时候会发生危险

■■ 过分用力是造成事故或伤害的根本原因

我们站在公交车里遇见刹车的时候，身体会朝着车头方向倾斜，这就是惯性所致。惯性指的是"保持运动状态不变的性质"。

在护理过程中，我们有时候需要利用惯性来省力，不过惯性有时也会产生负面影响。若护理动作过于用力，则不仅会刹不住车，有时候还会给身体造成损伤，这是由于惯性打破了两者之间的平衡所致。

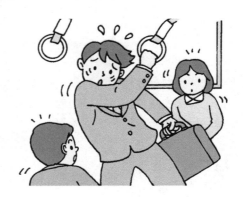

●若扶老人起身时过于用力

我们将老人从床上扶起来时，若过于用力，则可能会让老人的上身过分前倾，从而损伤老人的腰部。

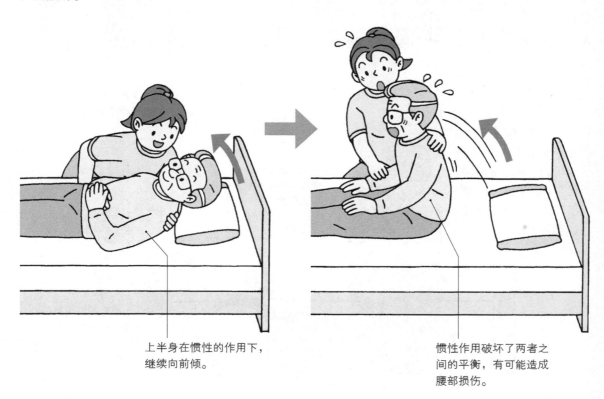

上半身在惯性的作用下，继续向前倾。

惯性作用破坏了两者之间的平衡，有可能造成腰部损伤。

尽可能将动作分为多个小步骤

为了防止惯性动作导致的事故，我们可以将一个大动作分解成若干个小步骤。我们以帮助老人翻身这一动作为例，事先将这个动作分解为同一方向的几个小步骤后，就可以利用惯性轻松完成了。

●协助老人翻身时

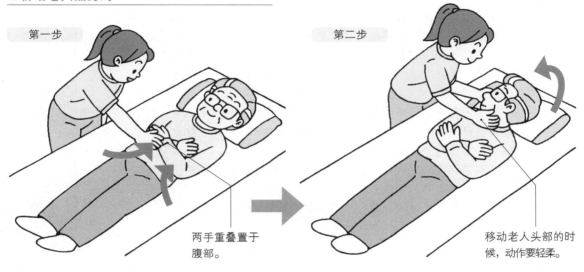

第一步

两手重叠置于腹部。

护理人员站在床边，将老人的两只手重叠置于腹部。

第二步

移动老人头部的时候，动作要轻柔。

移动老人头部，令其面向翻身的目标方向，并向上轻抬其下巴。

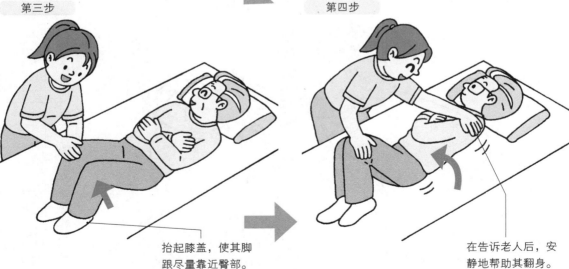

第三步

抬起膝盖，使其脚跟尽量靠近臀部。

用手从膝盖后侧抬起膝盖。

第四步

在告诉老人后，安静地帮助其翻身。

双手分别扶住老人的肩膀和膝盖，接着帮助其向自己站立的方向翻身。

动作不要太猛

43

脸部或身体过于靠近对方

　　在开始护理前，需要告诉老人接下来要做的事情及其原因，这样才能得到老人的配合，因此护理人员要面对老人并与其进行沟通。

　　不过，若是"要告知对方"这种意识过于强烈，可能会不自觉地过分贴近老人的身体，这反而会引起老人的紧张，从而产生相反的效果。

　　除了患有视觉障碍等疾病的老人之外，大部分老人看到有人这么近地跟自己说话时，都难免会产生不安的情绪和压迫感，如此一来他们就不能很好地予以配合了。

　　"双方保持眼部高度一致""说话时眼睛看着对方"，这是与老人沟通时的基本要素，而究竟应该与老人保持怎样的距离，则应视老人的性格及心理状态而定。这一点务必要引起我们的重视。

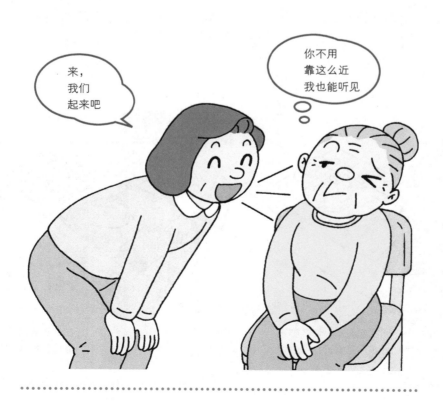

44

第3章

翻身时的
护理

协助老人翻身是所有护理行为中最为基本的一项护理内容。虽说动作本身十分简单，但若处理不当，很可能就会使老人出现褥疮。接下来，就让我们一起看看翻身时都要注意哪些要点吧。

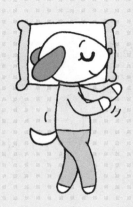

翻身的基本动作

竖起老人的膝盖后，抬起其手腕、头部、肩膀

步骤 1 竖起两条腿的膝盖

在"翻身"这一个动作中，事实上包含了"竖起膝盖""抬起手腕""抬高头部与肩膀"这三个动作。若这三个动作能同时完成，那么翻身也就不再是难题了。

> **提醒**
> 我要帮你翻身了，能不能把两条腿的膝盖竖起来？

护理人员一般是站在翻身的目标方位，并告知老人接下来要翻身了。

双腿并拢，脚后跟尽量靠近臀部。

让老人躺直，就如一根棍子一般。蜷缩的身体会加大翻身的难度。

双手伸直平放于身体两侧。

协助翻身的枕垫

若是体力较弱无法协助老人翻身，则可以借助右图中的翻身枕垫，用翻身枕垫夹住两条腿的膝盖部位，这样身体就会像一个钟摆一样轻松转动了。

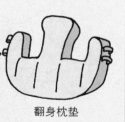

翻身枕垫

🤚 这样不好！！

双膝抬高有助于减小力臂（36页），同时还可减小与床的接触面积（38页），从而降低翻身的难度。像图中这样膝盖高度不足的情况下，翻身就会变得很困难。

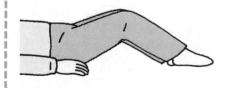

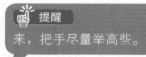 步骤 2 将双手举高

双膝抬高后，将双手十指交叉并举高。这么做会让重心更高，更容易翻身。

> 提醒
> 来，把手尽量举高些。

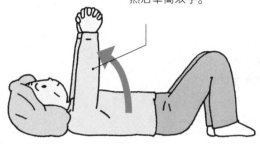

先在胸前将十指交叉，然后举高双手。

步骤 3 抬高头部与肩膀

抬高头部与肩膀，使后背成弧形，这样可以减少与床铺的接触面积。在此步骤中可以跟老人说"看着你的肚脐哦"。

> 提醒
> 看着你的肚脐哦。

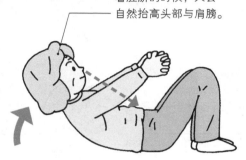

看肚脐的时候，人会自然抬高头部与肩膀。

步骤 4 放倒手臂

向转身方向缓慢放倒手臂会带动下半身一起转动，身体自然就翻过来了。

> 提醒
> 把两只手一起往这边倒哦。

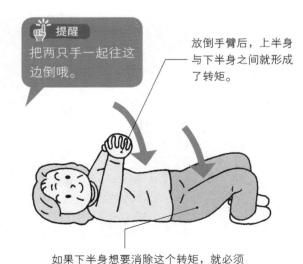

放倒手臂后，上半身与下半身之间就形成了转矩。

如果下半身想要消除这个转矩，就必须跟随上半身一起旋转。

在基本动作无误的情况下，只要一根手指头就能帮助老人翻身

若能掌握"竖起双腿的膝盖""将双手尽量举高""蜷起身体"的姿势，也就是到步骤3为止的姿势，那就离翻身不远了。重心被提到最高，身体与床铺的接触面积被降到最小，因此仅需施加一点力气便可以顺利翻身了。

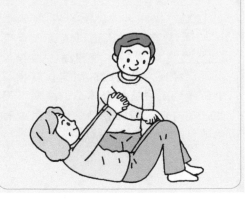

协助半身不遂的老人翻身（翻向患侧）护理

竖起老人的双膝，将其拉向自己所在的一侧

 步骤 1 将老人的两只手放在其腹部

提醒

我要帮你翻身了，把两只手放在肚子上吧。

在向老人患侧翻身时，护理人员需站在患侧。翻身前，需先确认老人的身体是否已经处于笔直状态。

护理人员站在患侧，并告诉老人接下来要做什么。

如果老人身体的某些部位出现萎缩或是疼痛，那么量力而行就可以了。

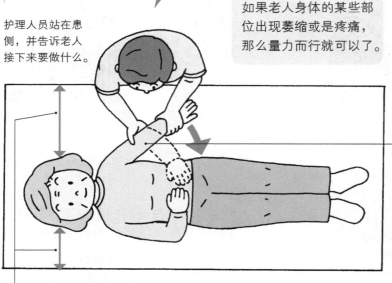

在翻身侧留出尽可能多的空间，有利于接下来的翻身。

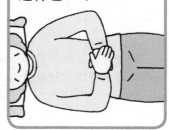

这样也ok！

让老人用健侧的手握住患侧的手后，双手重叠放在腹部。

安全确认　若老人为长期卧床状态，那床边可能会放有电话或书本等物品。这些东西不仅会成为翻身时的阻碍，若是不小心压到更会造成身体上的疼痛，因此在翻身前，首先要确认床边是否有电话或袖珍读物等物品。

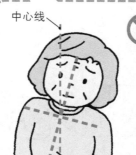

中心线

这样不好！！

若老人的头部偏离身体的中心线，或左右肩部不处于同一水平线上，则会给翻身造成阻碍。

步骤 2 竖起膝盖的顺序为：健侧→患侧

在告知老人后，让老人自己竖起健侧的膝盖。接着，护理人员将一只手放在老人患侧膝盖的后侧，另一只手放在老人患侧的脚底。在

轻轻抬起老人膝盖的同时，将老人的脚后跟慢慢滑向臀部方向，这样就可以顺利竖起老人患侧的膝盖了。

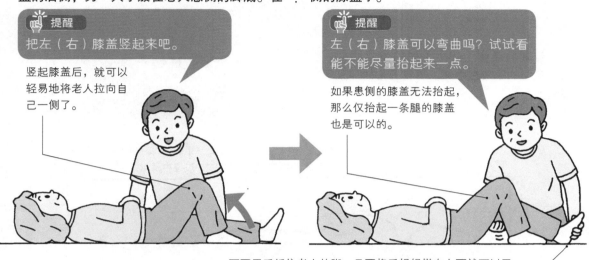

提醒
把左（右）膝盖竖起来吧。

竖起膝盖后，就可以轻易地将老人拉向自己一侧了。

提醒
左（右）膝盖可以弯曲吗？试试看能不能尽量抬起来一点。

如果患侧的膝盖无法抬起，那么仅抬起一条腿的膝盖也是可以的。

不要用手抓住老人的脚，只要将手轻轻搭在上面就可以了。

步骤 3 接下来，将老人的肩膀及膝盖拉向自己一侧即可

护理人员站在老人的腰部位置旁，将手放在健侧竖起的膝盖上，然后把老人的身体轻轻

拉向自己一侧。翻身后，若老人的身体不稳定，可以在其腰后放置一个靠垫或对折的坐垫。

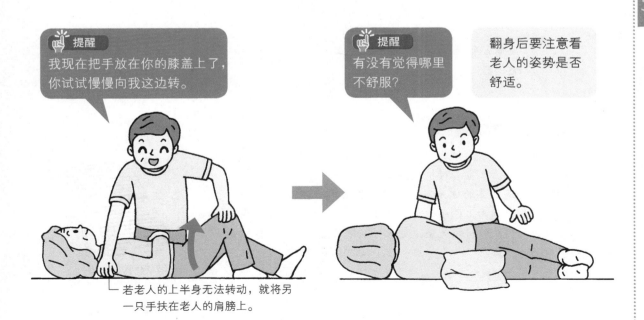

提醒
我现在把手放在你的膝盖上了，你试试慢慢向我这边转。

若老人的上半身无法转动，就将另一只手扶在老人的肩膀上。

提醒
有没有觉得哪里不舒服？

翻身后要注意看老人的姿势是否舒适。

协助半身不遂的老人翻身（翻向健侧）护理

患侧需完全处于笔直状态

步骤 1 将老人的两只手放在腹部

与翻向患侧（48页）时的步骤相同，先将患侧的手放在腹部，再将正常的那只手搭在上面。

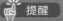
👆 **提醒**
来，咱们把手放在肚子上吧。

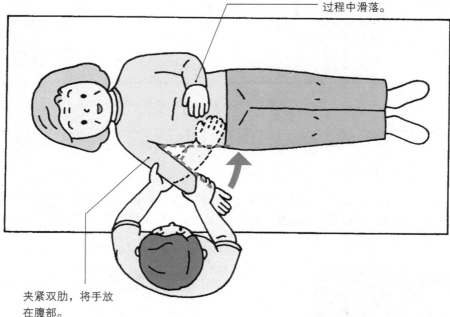

手要放稳，以免在翻身过程中滑落。

夹紧双肋，将手放在腹部。

翻身可预防褥疮

褥疮是指由于身体局部组织长期受压，持续缺血而导致的组织溃烂、坏死。严重者可扩散至全身。

防止褥疮首要的便是不要长时间压迫同一部位，需2小时翻身一次。如今市面上已经出现了通过分散压迫力来预防褥疮的低压迫防褥疮垫及防褥疮气垫，老人可以借助这些气垫来预防褥疮的形成。

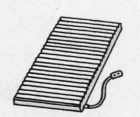
气泵及防褥疮气垫

步骤 2 竖起膝盖的顺序为：患侧→健侧

　　为了竖起老人患侧的膝盖，护理人员需将一只手放在老人患侧膝盖的后侧，另一只手放在老人患侧的脚底，这样就可以轻轻抬起老人患侧的膝盖。接着，让老人自己竖起健侧的膝盖。

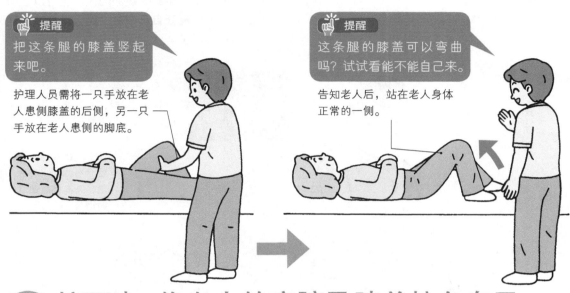

提醒

把这条腿的膝盖竖起来吧。

护理人员需将一只手放在老人患侧膝盖的后侧，另一只手放在老人患侧的脚底。

提醒

这条腿的膝盖可以弯曲吗？试试看能不能自己来。

告知老人后，站在老人身体正常的一侧。

步骤 3 接下来，将老人的肩膀及膝盖拉向自己一侧即可

　　护理人员站在老人的腰部位置旁，将手放在患侧竖起的膝盖上，然后把老人的身体轻轻拉向自己一侧。直到翻身结束前，护理人员都要留意，以防老人的身体又转回原处。

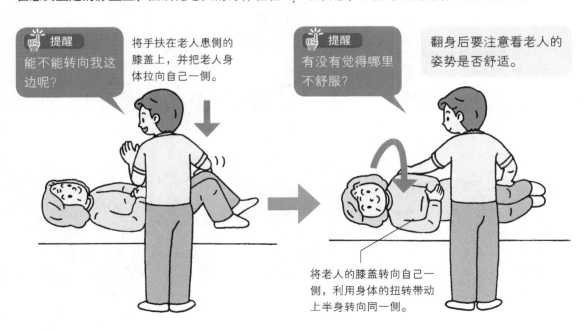

提醒

能不能转向我这边呢？

将手扶在老人患侧的膝盖上，并把老人身体拉向自己一侧。

提醒

有没有觉得哪里不舒服？

翻身后要注意看老人的姿势是否舒适。

将老人的膝盖转向自己一侧，利用身体的扭转带动上半身转向同一侧。

协助下半身瘫痪者翻身 护理

尽量让老人依靠自身力量进行翻身

步骤 1 将老人的双脚交叉

即使是下半身瘫痪的老人，也可以借助上半身的力量让自己翻身，这么做会让护理人员省力不少。

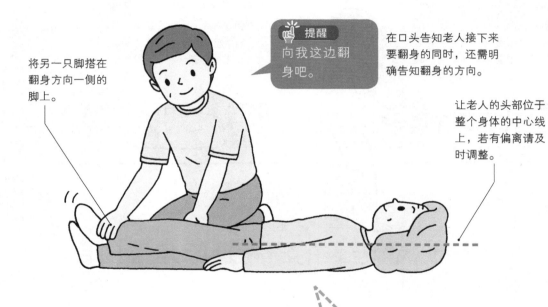

将另一只脚搭在翻身方向一侧的脚上。

提醒
向我这边翻身吧。

在口头告知老人接下来要翻身的同时，还需明确告知翻身的方向。

让老人的头部位于整个身体的中心线上，若有偏离请及时调整。

下半身瘫痪的老人虽然无法竖起膝盖，但让其双脚交叉后也基本上可以取得类似的效果。

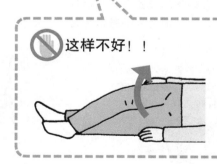

这样不好！！

如果将翻身方向一侧的脚搭在另一只脚上，在翻身时就会形成阻碍，导致无法翻身。

学习婴儿的翻身动作

婴儿能够很好地利用46页中所述的"竖起膝盖""举起双手"等动作，从而毫不费力地翻过身子。扭动腰身后交叉双脚，以腰、手腕、上半身的顺序翻转身体。上半身以这一姿势进行翻身就会省力不少。

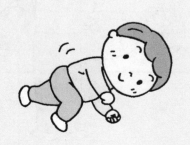

步骤 2 让老人举高双手后倒向翻身方向

　　让老人双手十指交叉后伸直、举高，身体向翻身方向的反方向微微倾斜，接着让老人轻轻抬起头部和肩膀，并将双手倒向翻身方向。

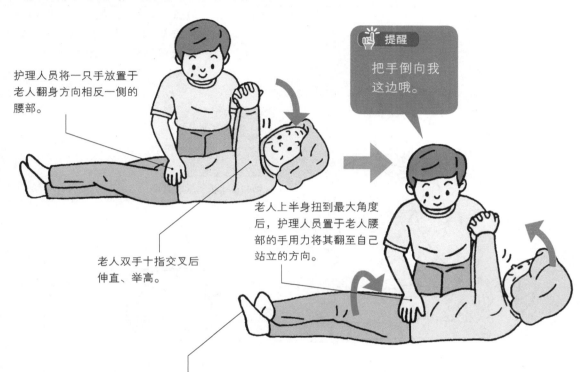

护理人员将一只手放置于老人翻身方向相反一侧的腰部。

提醒

把手倒向我这边哦。

老人双手十指交叉后伸直、举高。

老人上半身扭到最大角度后，护理人员置于老人腰部的手用力将其翻至自己站立的方向。

这样也OK！

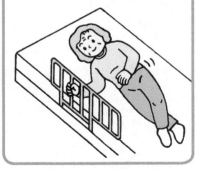

如果老人床边设有护栏，那么在翻身时可以让老人自己扶着护栏转动上半身，这样也会省力不少。

步骤 3 大功告成

　　当老人腰部离开床铺后，就可以慢慢松手了。

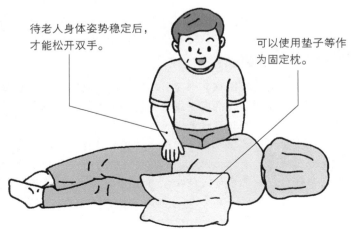

待老人身体姿势稳定后，才能松开双手。

可以使用垫子等作为固定枕。

53

第3章
翻身时的
护理

协助四肢瘫痪者翻身 护理

让老人并拢双腿、抬高头部后，将其拉向自己一侧

步骤 1 将老人的双脚交叉放置

首先，将老人的双脚交叉放置（52页），虽然老人的四肢失去知觉，但其头部、背部等部位依旧正常，因此动作不可急躁。

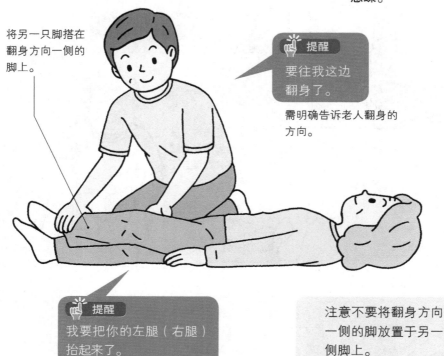

将另一只脚搭在翻身方向一侧的脚上。

提醒
要往我这边翻身了。

需明确告诉老人翻身的方向。

提醒
我要把你的左腿（右腿）抬起来了。

告诉老人你要做什么，否则会令其感到不安。

注意不要将翻身方向一侧的脚放置于另一侧脚上。

什么是四肢瘫痪？

四肢瘫痪是指因脑部病变引起的双手、双脚瘫痪，全身无法控制。四肢瘫痪的情况一般需要完全护理，不过基本上与半身不遂一样，头部和肩膀是老人可以自主抬起来的。

完全护理对护理人员而言是一种极大的负担，而且老人自身也会变得意志消沉，因此，本人要清楚有哪些是自己力所能及的事情，以此来尽量减轻双方的负担。

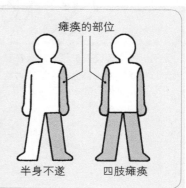

瘫痪的部位

半身不遂　四肢瘫痪

步骤 2 将老人的双手放在腹部

在告知老人后，将老人的双手放于其腹部。

> **提醒**
> 我要把你的两只手放在肚子上了。

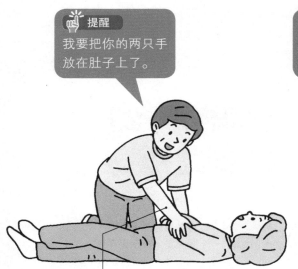

扶住老人的手肘，缓慢地将其双手放于其腹部。

步骤 3 抬高老人的双手，将其身体翻至自己一侧

告诉老人自己抬起头和肩膀，接着护理人员用手扶住老人的肩膀和腰部，然后将其身体转向自己一侧。

> **提醒**
> 来，尽量抬高你的头部和肩膀。

有些老人可能反应比较缓慢，不过一定要耐心等待。

尽量让老人抬高头部。

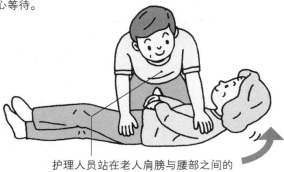

护理人员站在老人肩膀与腰部之间的位置，就会轻松很多了。

步骤 4 翻身完毕

当老人腰部离开床铺后，就可以慢慢松手了。护理人员可以使用垫子等作为固定枕协助老人稳定身体。

用双手将老人调整至舒适的姿势，在老人身体稳定前不可松开双手。

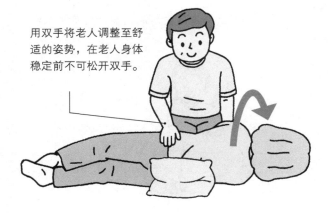

四肢瘫痪者也有可以活动的部位

四肢瘫痪等同于全身瘫痪，这可能是很多人的思维误区。一般而言，若四肢瘫痪是心脑血管疾病的后遗症，那么患者的肩膀与头部是可以自主抬高的。事实上，长期卧床的人也会偶尔活动一下自己的头部和肩膀等部位。比如，感觉到有人进入自己的房间时，一般会抬头看看"谁来了"。此时，颈部和腹部的肌肉便得到了锻炼。

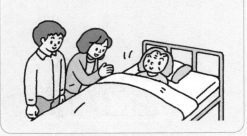

第3章

翻身时的护理

协助腰部疼痛的老人翻身 护理

避免身体扭动，以手支撑下半身来协助翻身

步骤 1 将老人的手腕（手）放在其腹部

若老人患有腰疼或风湿等疾病而无法扭动身体，那么我们就要使用以下方法来协助其翻身。

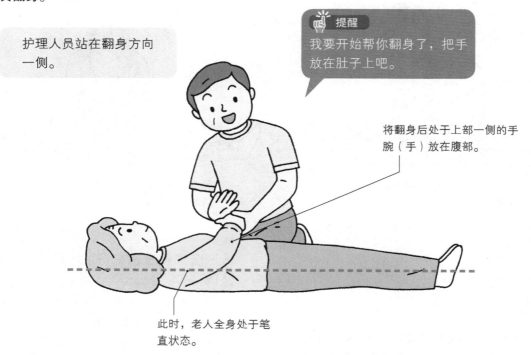

护理人员站在翻身方向一侧。

提醒

我要开始帮你翻身了，把手放在肚子上吧。

将翻身后处于上部一侧的手腕（手）放在腹部。

此时，老人全身处于笔直状态。

单腿肌肉萎缩的情况

若只有单腿肌肉萎缩，那就让老人依靠自己的力量活动上半身及没有肌肉萎缩的那条腿，而护理人员则只需协助移动萎缩一侧的身体即可。

若单腿肌肉萎缩

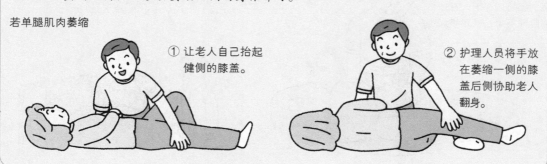

① 让老人自己抬起健侧的膝盖。

② 护理人员将手放在萎缩一侧的膝盖后侧协助老人翻身。

步骤 ② 竖起老人的膝盖

一只手放在老人的膝盖后侧，另一只手放在老人的脚底，双手同时用力竖起老人的膝盖。

提醒

我要竖起你的膝盖了。

扶着老人的膝盖后侧并向上抬，使双膝竖立。

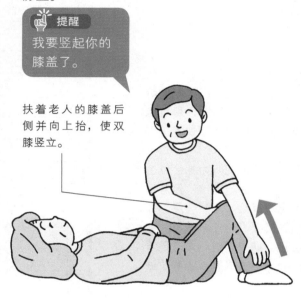

步骤 ③ 手肘紧贴老人的大腿

将一侧手臂的整个前臂都放在老人翻身后处于上部一侧的大腿上，尽可能扩大两者之间的接触面积，以保持老人下半身的稳定。

提醒

我们要翻身了。

注意不要扭动老人的腰身，而要将整个前臂都紧贴在老人翻身后处于上部一侧的大腿上。

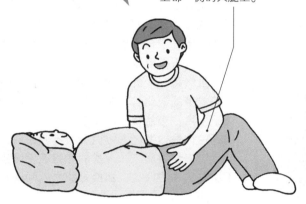

步骤 ④ 拉动老人的肩膀和大腿

一只手的前臂紧贴老人翻身后处于上部一侧的大腿，另一只手扶在老人翻身后处于上部一侧的肩膀上，同时拉动老人的整个身体转向自己一侧。

提醒

转到我这边来吧。

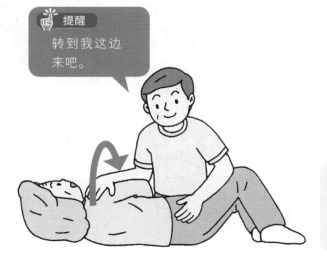

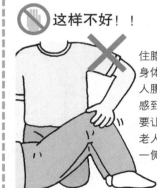

🚫 这样不好！！

若只是用手扶住膝盖便拉动老人的身体，势必会带动老人腰身的扭动，使其感到疼痛，因此务必要让整个前臂都贴近老人翻身后处于上部一侧的大腿。

要注意，两只手的动作需保持同步，否则会导致老人身体的扭动而使其感到疼痛。

要注意声音的大小、高低及语速

　　"我每次都很注意与老人进行沟通，但为什么他好像总是听不明白我说什么呢？""我一直都很有耐心地和他进行交流，但他好像听不懂我说什么一样，真让人头疼。"如果遇到以上这些问题，那可能就要反省一下自己说话时的音量大小、声调高低，以及语速快慢是否能让老人听得清楚、明白。

　　虽然每个人的情况不尽相同，但一般而言，老人的听力都会发生或多或少的退化。虽然护理人员很用心地想与老人进行交流，但若是过于小声，可能就会出现老人听不清楚的情况；反之，虽然音量够大，但语速很快，那老人依旧会听不明白对方到底想要表达什么意思。

　　调查结果显示，人类的思维速度慢于语言。如果感觉对方总是听不懂自己在说什么，那最好找个人问问自己的说话方式是否还有改进的空间。

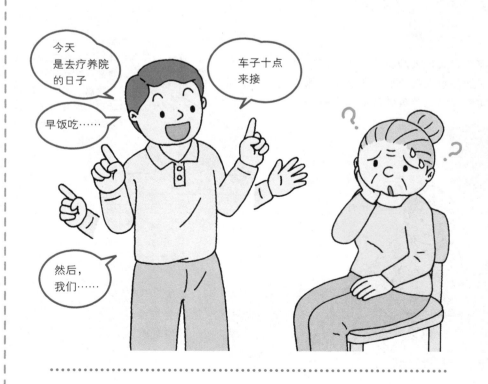

第4章

如何协助
老人起床

随着年龄的增长，很多老人都会因为体力不支而面临难以从床上坐起来的问题，但若是一直躺着不愿意起来，很可能不久之后就会彻底卧床不起了，因此，我们要多多鼓励老人经常起来活动活动身体。

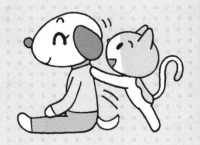

起床时的基本动作

竖起膝盖、侧卧，依靠手臂的力量起身

步骤 1 竖起一只膝盖

由于老人的身体状态在日益衰退，因此很难像年轻人那样依靠腹部和手臂的力量起身。老人在起床时，应先仰卧并竖起一条腿的膝盖，这会方便转为侧卧的姿势。

> 提醒
>
> 能自己抬起一边的膝盖吗？

将翻身方向相反一侧的膝盖竖起来，呈90度弯曲。

竖起膝盖后，老人一侧的力臂减小，这样会减少与床铺的接触面积，方便老人坐起来。

起身方向一侧的手与身体形成约30度的夹角。

老人身边若有家用电器的电线或报纸等物，在翻身时可能会形成阻碍或不小心滑倒老人，因此在起床前一定要将杂物清理干净。

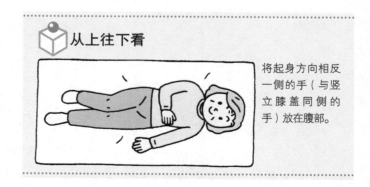

从上往下看

将起身方向相反一侧的手（与竖立膝盖同侧的手）放在腹部。

步骤 2 身体侧卧

竖立着的膝盖倒向侧卧方向后，上半身也会随之转向相同的方向。

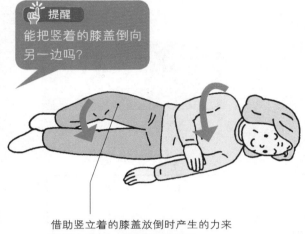

提醒

能把竖着的膝盖倒向另一边吗？

借助竖立着的膝盖放倒时产生的力来扭转上半身，可转向侧卧姿势。

步骤 3 坐起

双手撑床，呈"く"字形，一只手肘用力顶起身体后，双手共同支撑上半身坐起来。

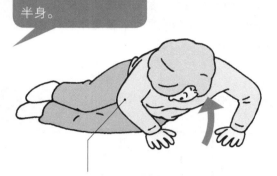

提醒

用手肘的力量顶起上半身。

以位于下侧的手肘为支点顶起上半身后，另一只手撑着床铺，双手共同支撑上半身坐起来。

步骤 4 直起上半身即可

伸直双手后，将按在床上的双手向身体中心（腰部）移动。上半身离开床铺后，将弯曲着的双腿伸直便可坐直。接着，将双手放在大腿上，面向前方坐稳。

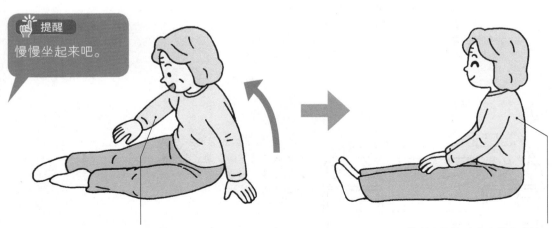

提醒

慢慢坐起来吧。

将支撑着身体的双手分别缓慢移至身体中心部位。

护理人员协助老人稳定坐姿。

第4章 如何协助老人起床

如何从床上坐起来 自理

倾斜身体后翻身，接着双脚着地

步骤 1 倾斜身体

老人自己从床上起身时，可以参考翻身时的动作。首先，将双脚挪动至床沿，同时头部向另一侧床沿挪动，使身体倾斜地躺在床上。

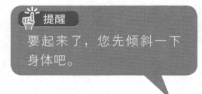

提醒

要起来了，您先倾斜一下身体吧。

头部挪动至内侧床沿。

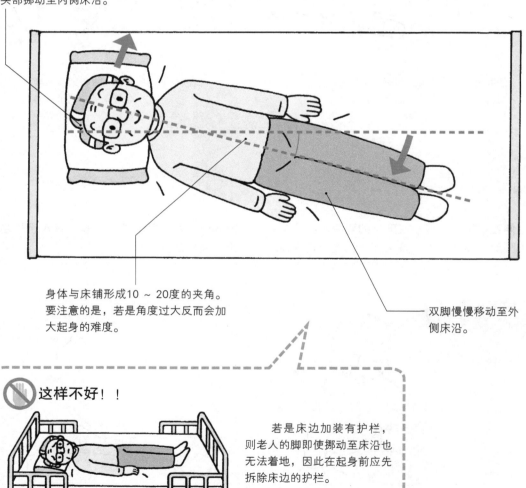

身体与床铺形成10～20度的夹角。要注意的是，若是角度过大反而会加大起身的难度。

双脚慢慢移动至外侧床沿。

🚫 这样不好！！

若是床边加装有护栏，则老人的脚即使挪动至床沿也无法着地，因此在起身前应先拆除床边的护栏。

步骤 2 竖起一侧膝盖后翻身至侧卧状态

将靠近床内沿的膝盖竖起来，身体向床外沿侧翻后形成侧卧状态。

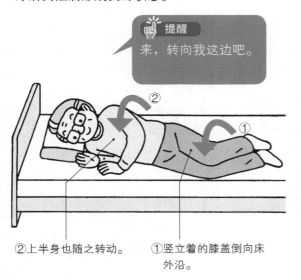

> 提醒
> 来，转向我这边吧。

②上半身也随之转动。

①竖立着的膝盖倒向床外沿。

步骤 3 将脚从床上移至地面

将臀部及双脚往外慢慢挪动，直至超出床沿位置。

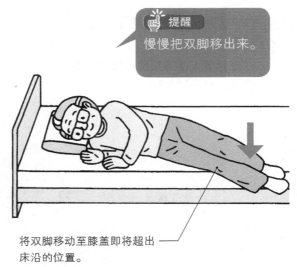

> 提醒
> 慢慢把双脚移出来。

将双脚移动至膝盖即将超出床沿的位置。

步骤 4 伸直手臂，撑起上半身

伸直手臂后，双手撑着床铺，抬起上半身。待上半身完全抬起后将身体转向正面。双脚紧贴地面。

> 提醒
> 双手按着床撑起上半身。

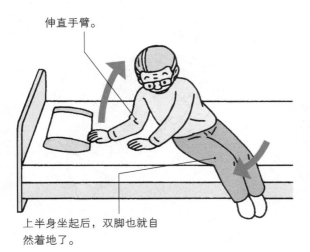

伸直手臂。

上半身坐起后，双脚也就自然着地了。

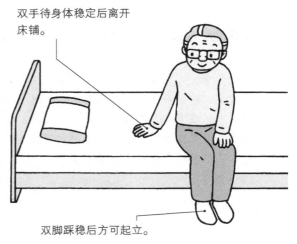

双手待身体稳定后离开床铺。

双脚踩稳后方可起立。

第4章 从床上起来 护理

如何协助老人起床 抱住老人的双膝与肩膀并转动

 步骤 **1** 让老人竖起双膝

告知老人接下来要开始协助其起身后，慢慢抬起老人的双膝。

> 提醒
>
> 把两只膝盖竖起来吧。

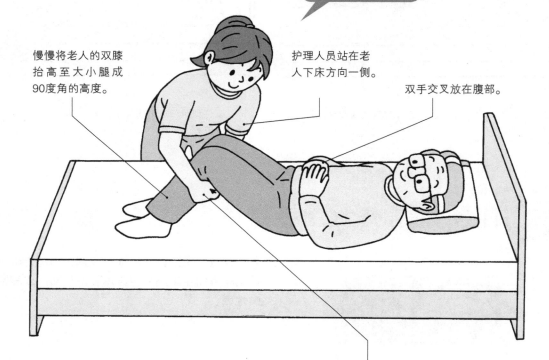

慢慢将老人的双膝抬高至大小腿成90度角的高度。

护理人员站在老人下床方向一侧。

双手交叉放在腹部。

起身，是摆脱长期卧床状态的第一步

虽说从床上起身也许并非一件难事，但却有着十分重大的意义。从床上坐起来后，就可以进行阅读、看电视等活动。在与人交谈时也可以看着对方，这有助于激发老人的脑部功能。也许在刚开始时老人会觉得麻烦而拒绝起身，不过我们还是应该鼓励老人每天尽量多坐少躺。

注意看这里！

要注意，双手必须扶在老人双膝的外侧，不可抓在膝盖内侧。

步骤 2 将老人的臀部移向床沿

将老人的双膝移至床沿时，臀部也会随之移向护理人员站立的一侧。

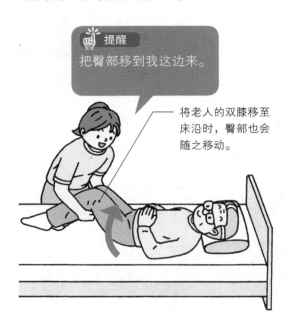

👆 提醒
把臀部移到我这边来。

将老人的双膝移至床沿时，臀部也会随之移动。

步骤 3 将老人的身体转为侧卧

当确定老人的臀部已经移到床沿后，用手扶住老人的肩膀及双膝后侧，使之转向侧卧。

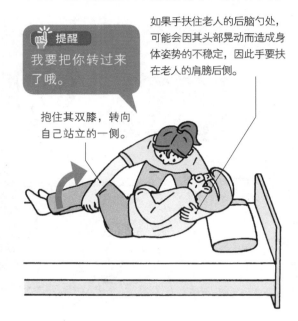

👆 提醒
我要把你转过来了哦。

如果手扶住老人的后脑勺处，可能会因其头部晃动而造成身体姿势的不稳定，因此手要扶在老人的肩膀后侧。

抱住其双膝，转向自己站立的一侧。

步骤 4 抬起老人的上半身，放下老人的下半身

以老人的臀部为支点，慢慢扶起其上半身。与此同时，扶在膝盖上的手开始向下移动，带动老人的双脚落地。

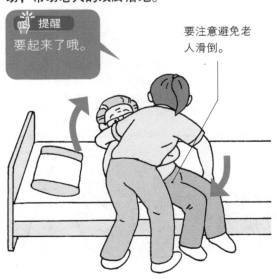

👆 提醒
要起来了哦。

要注意避免老人滑倒。

步骤 5 完成

老人坐直后，护理人员用手支撑老人的肩膀和腿部，协助其稳定坐姿。

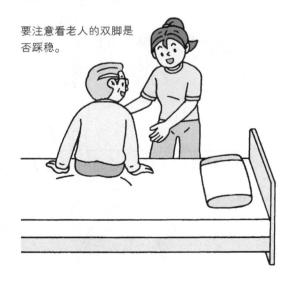

要注意看老人的双脚是否踩稳。

65

协助半身不遂者从地上起身（转向健侧） 护理

先侧卧，后缓慢起身

步骤 1 将老人的双手放在腹部

> **提醒**
> 要起来了哦。

从地上起身的基本动作与从床上起身时相同。在告知老人后，将老人的双手放在其腹部。

让老人健侧的手握住患侧的手，护理人员跪在健侧旁。

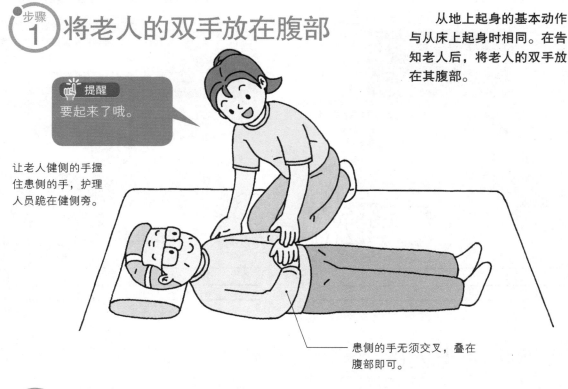

患侧的手无须交叉，叠在腹部即可。

步骤 2 将老人的头部转向护理人员所在的一侧

> **提醒**
> 看我这边。

为了顺利翻身，应在提醒老人后，将其面部转向护理人员所在的一侧。

若老人无法自己转动头部，则护理人员可轻轻将其头部转向自己一侧。

身体扭转的顺序依次为：头部、肩膀、腰部。将老人的头部转过来后就很简单啦。

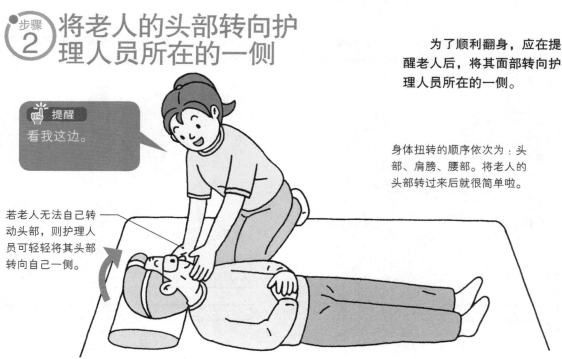

步骤 3 竖起老人的双膝

告诉老人要翻身后，让老人尽量将健侧的膝盖竖起来，接着护理人员用手托住老人患侧膝盖的后侧，将其竖起来。

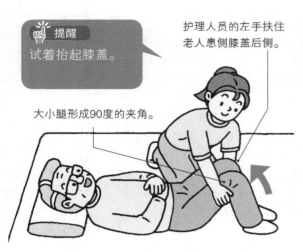

提醒
试着抬起膝盖。

护理人员的左手扶住老人患侧膝盖后侧。

大小腿形成90度的夹角。

步骤 4 将老人转向护理人员一侧

用手扶住老人的肩膀及膝盖，轻轻转动至面向护理人员的方向。

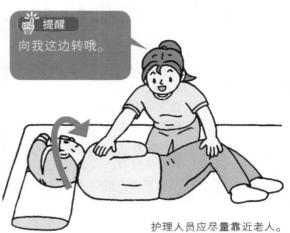

提醒
向我这边转哦。

护理人员应尽量靠近老人。

步骤 5 让老人慢慢坐起来

在扶住老人的肩膀和腰部的同时，将肩膀向上抬，使老人缓慢起身。待老人上半身

完全坐稳后护理人员方可慢慢松开双手。接着，让老人的双腿伸直。

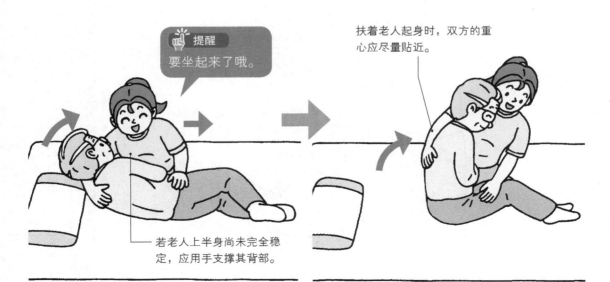

提醒
要坐起来了哦。

若老人上半身尚未完全稳定，应用手支撑其背部。

扶着老人起身时，双方的重心应尽量贴近。

不要过度触碰老人的身体

　　在与老人进行交谈的过程中，为了让老人更明确自己接下来要做什么，往哪个方向，护理人员用手轻轻触碰老人的身体或轻拍老人的手脚，会有更好的效果。

　　若经常表现得与老人过分亲密，可能会造成不好的效果。特别是在老人与护理人员为异性的情况下，会给老人带来不适及不安的感觉。即使是家人亲自照顾，在完成协助老人沐浴、换衣服、如厕等涉及个人隐私的护理任务时，也要注意避免过度接触。

　　"经常触碰老人的身体或许会让老人开心""这是为了表达我对老人的亲密之情""这是为了让老人更有安全感"，虽是善意，但未必都能被老人欣然接受。

　　若是不考虑老人的性格及具体状况，而是想当然地认为越亲密越好，那可能会破坏彼此间的信任关系，这一点务必要引起重视。

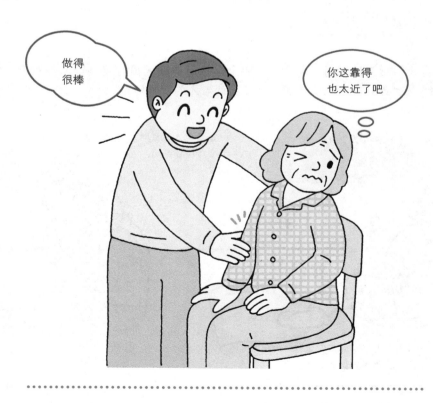

第5章

协助老人
站立

老人从床上坐起后，护理人员就
要协助其下床站立了。虽说难度会相
对高一些，但这不仅是让老人能够重
新"站起来"，更重要的是这会让其
重新燃起对生活的希望。

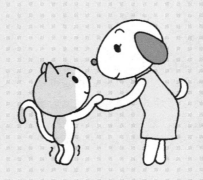

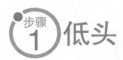

站立的基本动作

双脚微微向后缩，身体微微弯曲后站立

步骤 **1** **低头**

在站立前，需将身体的重心向前移动。身体微微弯曲成鞠躬状便可将重心缓慢前移。

提醒
身体慢慢向前弯一些。

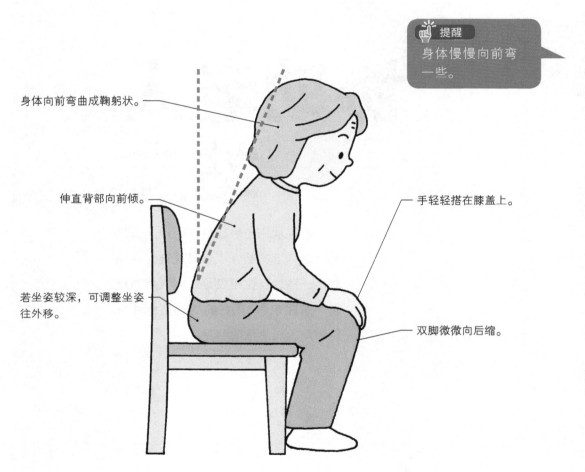

身体向前弯曲成鞠躬状。

伸直背部向前倾。

若坐姿较深，可调整坐姿往外移。

手轻轻搭在膝盖上。

双脚微微向后缩。

起立动作分析

也许很多人都会误以为起立就是身体做的垂直向上运动。其实不然，我们以头部为中心进行动作的分析后就会发现，起立时我们的身体做的是如右图所示的这种曲线运动。这也就是我们无法在不弯曲身体的情况下站起来的原因。

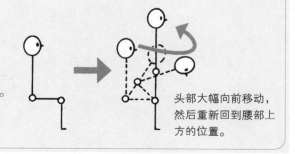

头部大幅向前移动，然后重新回到腰部上方的位置。

步骤 2 抬腰

手扶在膝盖上继续向前弯曲身体，如此一来身体的重心便会继续向前移动，从而腰部会凸显出来。

重心移至膝盖，同时以扶在膝盖上的双手支撑上半身的重量。

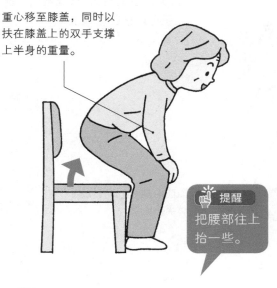

提醒

把腰部往上抬一些。

步骤 3 伸直双腿

抬起腰部后身体的重心会移动至脚部，待身体稳定后抬头并慢慢伸直双腿。

提醒

可以伸直双腿了。

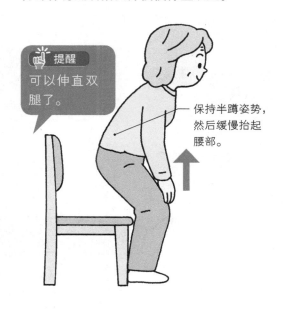

保持半蹲姿势，然后缓慢抬起腰部。

步骤 4 伸直上半身

在伸直双腿的同时，上半身也会自然伸直，如此便可过渡至站立的姿势。

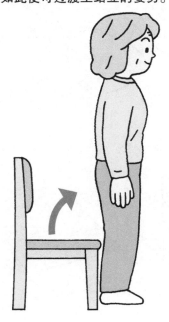

安全确认 在起立前，先确认周围环境

起立时可能会因为站立姿势的不稳而摔倒，因此起立前应先确认周围是否有易滑物品或容易缠住双脚的东西。

●易滑物品
· 购物袋
· 报纸或宣传单
· 杂志
· 未被固定的地毯等
●容易缠住双脚的东西
· 家用电器的电线
· 皮带
· 袋子较长的拎包等

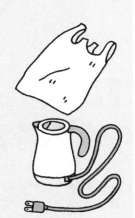

从地板上起立 自理

侧坐有助于起立

步骤 1 侧坐有助于起立

从地板上起立时，首先要转变为侧坐的姿势，双膝弯曲，使双手可以扶在地板上。

提醒
让膝盖弯曲一些。

膝盖可弯向任意一侧。

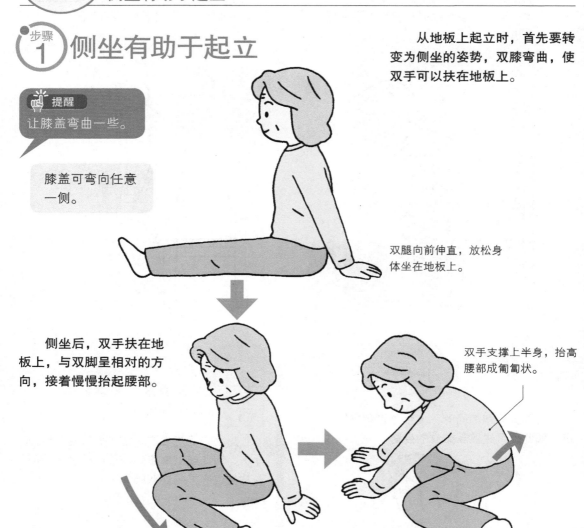

双腿向前伸直，放松身体坐在地板上。

侧坐后，双手扶在地板上，与双脚呈相对的方向，接着慢慢抬起腰部。

双手支撑上半身，抬高腰部成匍匐状。

起身时的辅助工具

起身时，双脚与腰部承担了身体的大部分重量，这对于体力不支的老人而言可能会难以承受。这时我们可以借助辅助栏杆之类的工具来减轻腰腿的负担。此外，还可以使用辅助垫来防止老人滑倒。

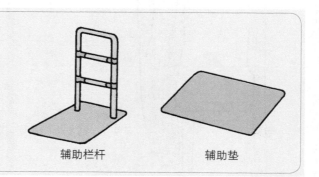

辅助栏杆　　　　辅助垫

步骤2 双手撑地，慢慢靠近身体

身体成匍匐状后，在弯曲背部的同时，令双手慢慢靠近膝盖，接着双脚依次站立起来。

提醒
双手慢慢靠近双膝。

重心尽量向前移动，可防止身体后仰。

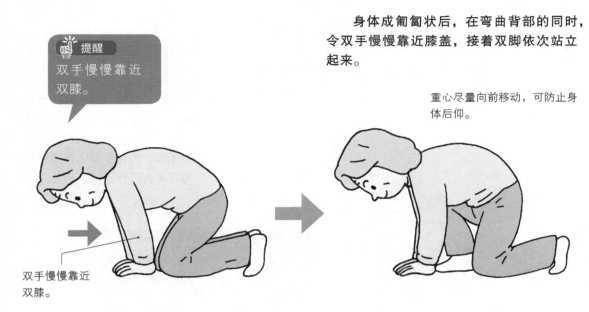

双手慢慢靠近双膝。

步骤3 待身体稳定后站直

待双脚的脚后跟均落在地面上后，就可以直起上半身了。伸直腰身，让体重均匀地分布在双脚上。

提醒
在保持身体稳定的同时，慢慢站起来。

双手离地，慢慢起身。

令身体重心重新回到身体的中心部，以保持站姿稳定。

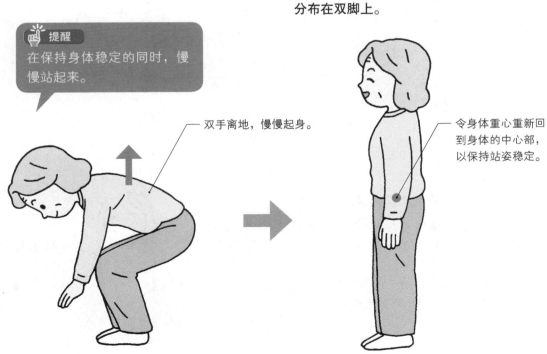

从地板上起身 护理

双手从后面抱住老人后向前推动其身体

步骤 1 双手从后面抱住老人

这种姿势针对的是体力不支、身体僵硬的老人。被人从后面抱住时，老人的内心会感到不安，因此护理人员要主动地与老人进行交谈。

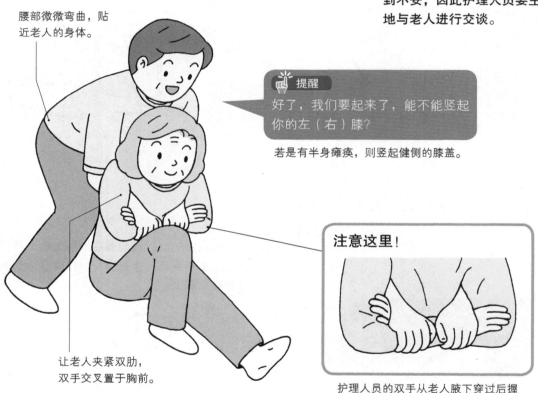

腰部微微弯曲，贴近老人的身体。

让老人夹紧双肋，双手交叉置于胸前。

提醒

好了，我们要起来了，能不能竖起你的左（右）膝？

若是有半身瘫痪，则竖起健侧的膝盖。

注意这里！

护理人员的双手从老人腋下穿过后握紧老人的手腕。

为什么难以从地上爬起来?

从地上爬起来需完成以下几个步骤：
1.弯曲膝盖；2.手扶地板；3.身体前倾；4.伸直双腿。

对于老人而言，2和3的动作很难自己完成，因此需要护理人员的帮助。

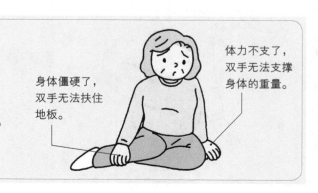

身体僵硬了，双手无法扶住地板。

体力不支了，双手无法支撑身体的重量。

步骤 2 将老人的身体向前推，使之站起来

身体紧贴老人的背部，脚向前踏出一步。

双手握紧老人的两只手腕，身体紧贴着老人的背部，接着将老人的身体向斜上方推动。

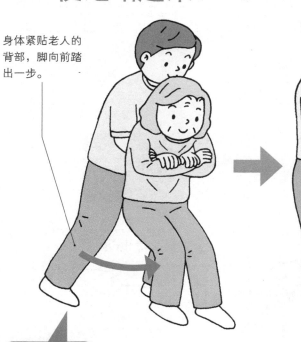

提醒
要起身了哦。

如果老人体力尚可，那么不妨对她说："跟我一起站起来吧。"

步骤 3 确认老人完全起身

护理人员确认老人完全站稳后方可松开双手。

慢慢松开双手。

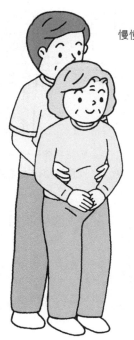

🚫 **这样不好！！**

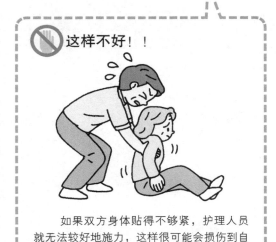

如果双方身体贴得不够紧，护理人员就无法较好地施力，这样很可能会损伤到自己的腰部。

75

第5章 协助老人站立

从椅子上起身① 护理

不可以向上拉老人的手腕！先往下拉，接着收回自己的脚

步骤 ① 让老人抓住自己的手

在告知老人并取得老人同意后，让老人的脚向后缩一些。接着，护理人员单脚向前迈出一步，并让老人抓住自己的手臂。

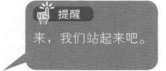

👏 提醒

来，我们站起来吧。

这样也OK！

双方可以将除大拇指之外的四根手指紧紧扣住，就如同钥匙与锁般紧密结合。

👏 提醒

伸直背部，然后身子前倾一点点吧。

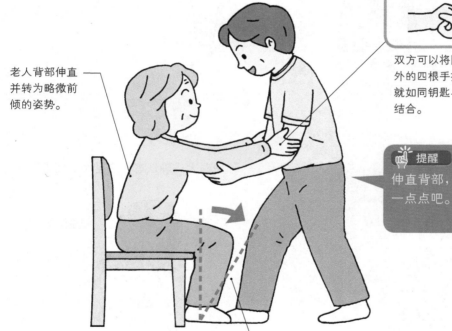

老人背部伸直并转为略微前倾的姿势。

脚向后缩一些后，身体的重心也会随之向前移动，这样起身就会更加轻松。

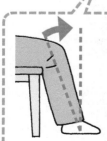

🚫 **这样不好！！**

脚尖若是位于膝盖前端，则重心依旧位于臀部，这样会加大起身的难度。

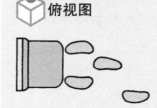

📦 俯视图

护理人员站在老人的正对面，单脚向前迈出一步，使之位于老人的双脚之间。

步骤 2 将老人的手腕往下拉

> **提醒**
> 低下头，先慢慢抬起臀部吧。

让老人抬起臀部做鞠躬状，在头部向前伸的同时，护理人员将老人的手腕往下拉，将身体重心前倾。

老人从座位上站起来时，重心渐渐由臀部移到双腿间。这时首先要做的应该是慢慢将老人的手腕往下拉，而不是向上拉拽。

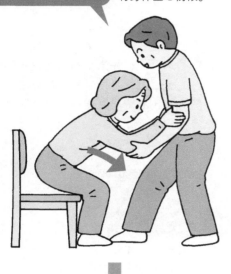

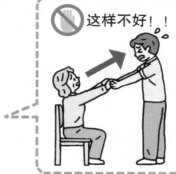

这样不好！！

如果用力拉拽的话，不仅会让对方感到疼痛，自己也可能会因此受伤。即使力气再大，若不将身体重心前倾，单靠腕力也是绝对无法将人拉起来的。

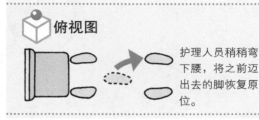

俯视图

护理人员稍稍弯下腰，将之前迈出去的脚恢复原位。

脚部后撤

老人抬起臀部后，护理人员先将手腕往下拉以便支撑老人的双手，同时将之前迈出去的脚往后撤一步。

> **提醒**
> 腿脚要慢慢地使上力气哦。

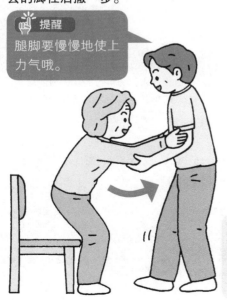

仅靠手腕是无法将老人拉起身的，而要将整个身体都往后移动方可完成。

步骤 3 协助老人完成起身

即便老人已经站立，也请不要立刻放手，在确认老人状态稳定后护理人员方可慢慢松开双手。

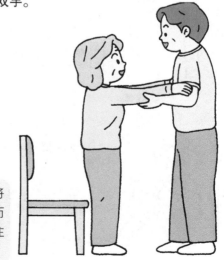

从椅子上起身② 护理

以并拢的膝盖为支点，将身体放心大胆地向后倾

步骤1 护理人员将膝盖并拢

护理人员站立在老人面前。接着，将双膝并拢稍做弯曲后，靠在老人的单侧膝盖上。此处即为老人起身动作的支点。

安全确认 若上衣或裤子为光滑面料，则很可能会由于打滑而无法使力，因此应尽量避免穿光滑面料的衣服。

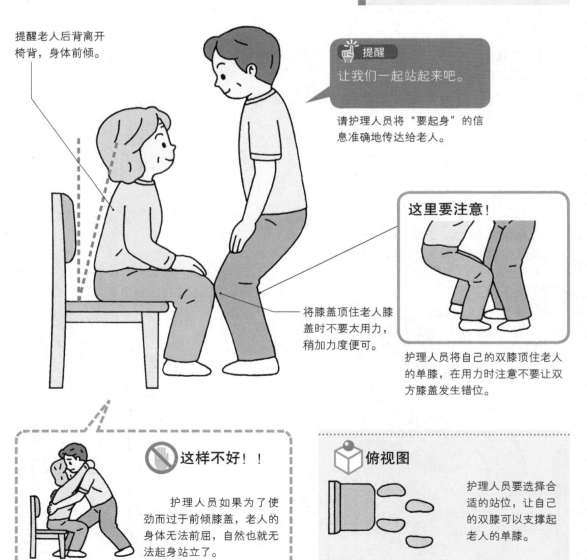

提醒老人后背离开椅背，身体前倾。

提醒 让我们一起站起来吧。

请护理人员将"要起身"的信息准确地传达给老人。

将膝盖顶住老人膝盖时不要太用力，稍加力度便可。

这里要注意！

护理人员将自己的双膝顶住老人的单膝，在用力时注意不要让双方膝盖发生错位。

这样不好！！

护理人员如果为了使劲而过于前倾膝盖，老人的身体无法前屈，自然也就无法起身站立了。

俯视图

护理人员要选择合适的站位，让自己的双膝可以支撑起老人的单膝。

步骤② 让老人双手圈住护理人员的脖子

提醒老人用双手圈住护理人员的脖子。护理人员将手从老人腋下穿过移至后背，双手圈住老人身体以保持平衡。

提醒
能双手圈住我的脖子吗？

如果老人无法用双手圈住护理人员的脖子，护理人员就要双手环抱老人后背以支撑其动作。

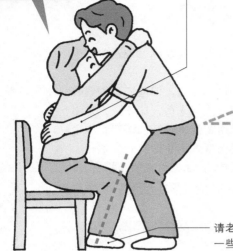

当老人双手无法圈住护理人员的脖子时，护理人员也可以让老人抓住自己的裤腰处。

这样不好！！
即便老人无法用双手圈住护理人员的脖子，护理人员也不要将手从老人的手臂外侧穿过去环抱其后背。这样老人的身体会很不自然，无法做出站立起身的前屈姿势。

请老人将脚稍稍向后缩一些，以保证膝盖位置位于脚部前方。

步骤③ 护理人员身体后倾，起身

护理人员在顶住老人膝盖后，将身体放心大胆地向后倾，这样老人身体便会自然向前弯曲。注意此时要稍加停顿，之后两个人再一起伸展膝关节。

待老人起身后，护理人员在支撑老人身体的同时，慢慢将膝关节伸直，起身站立。

 提醒
臀部离开椅子后，我们就可以站直了哦。

确认老人站起来后，护理人员先稍微退后一点，接着慢慢放开双手。

护理人员的膝盖轻轻顶住老人的膝盖即可。

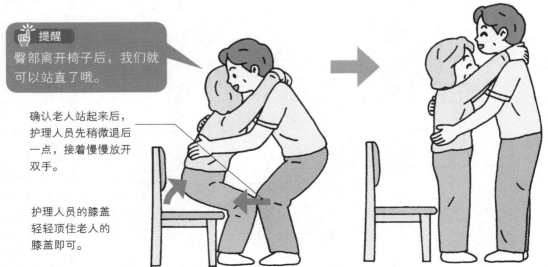

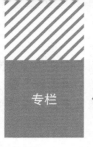
不要将老人当孩子对待

　　有人在和老人交流时，可能会亲昵地为他们起爱称，说话方式也和教导孩子的口吻如出一辙，但这并非是老人所愿。

　　即便老人的身体不再灵活，需要接受他人照料，但他们也依旧是有着独特个性并值得尊敬的独立个体。作为护理人员，这一点万万不可忘记。试想，如果一个年纪比你小的人用跟孩子对话的语气和你说话，你会怎么想呢？你会感到很生气，甚至根本不想理睬对方吧！

　　哪怕对方患有阿尔茨海默病或是精神疾病，如果你仅因为抱有"反正对方听不懂"的想法，就用跟孩子对话的口吻和他们讲话，也会严重伤害到对方的尊严。

　　在护理动作以及交流的口吻、语气等方面，从整体来说，护理人员要坚守"己所不欲，勿施于人"的原则。对被护理的人来说，这是双方建立信任关系的第一步。

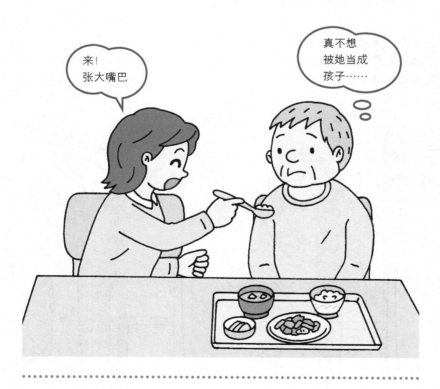

第6章

入座时的护理

在护理中，入座这个动作非常重要。其原因在于进食、换衣服、沐浴等各种场合，都需要保持老人身体的稳定性。

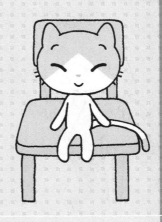

入座时的基本注意事项

先身体前倾，然后入座

步骤 1 站在椅子前

请回想一下自己入座时的动作，大家应该都发现自己的身体在无意中向前倾了吧？首先，请站在椅子前，使腘窝能够稍稍触碰到椅子。

提醒

请把身体稍向前倾。

椅面高度与膝盖基本一致者为佳。

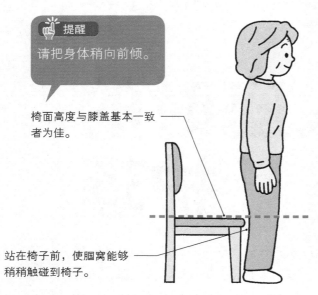

站在椅子前，使腘窝能够稍稍触碰到椅子。

俯视图

双脚打开，与肩同宽，站在椅子的正前方。

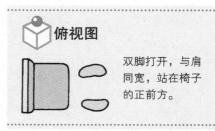

步骤 2 身体前倾，然后入座

身体向前倾之前，请务必用眼睛和手确认一下身后的椅子是否安全。

提醒

请确认椅子安全后再入座。

自己坐的椅子要自己亲眼确认。

入座之前，用手触碰椅子以确认其位置。

身体前倾，使重心由腰部转移至膝盖。

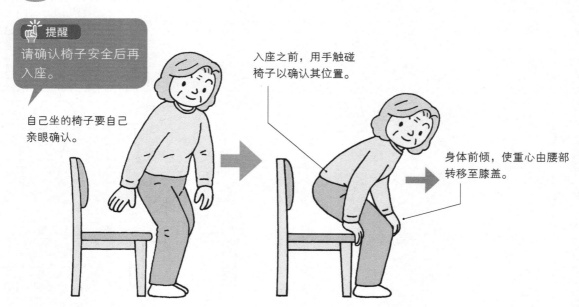

在护理人员的搀扶下入座

步骤 1 老人拉住护理人员的手,护理人员的手肘稍向后移

护理人员面对老人站立,伸出双手。发出提醒后,护理人员的手肘稍向后移,以便老人的身体前倾。

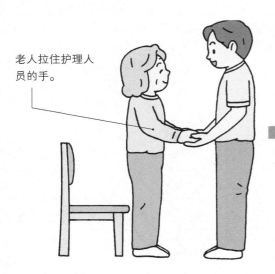

老人拉住护理人员的手。

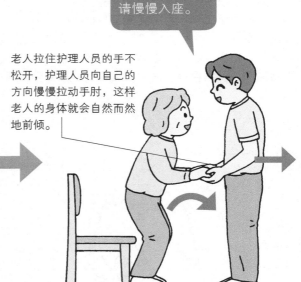

提醒
请慢慢入座。

老人拉住护理人员的手不松开,护理人员向自己的方向慢慢拉动手肘,这样老人的身体就会自然而然地前倾。

步骤 2 固定住老人的双腕

在老人开始入座时,护理人员要牢牢固定住老人的双腕。

护理人员将自己想象成扶手,固定住老人的双腕。

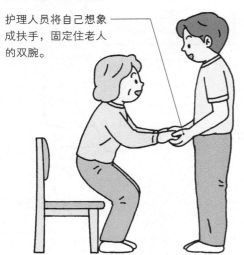

步骤 3 护理人员轻轻松开手

待老人坐到椅子上后,护理人员轻轻地松开手。

护理人员要确认老人是否已坐稳。

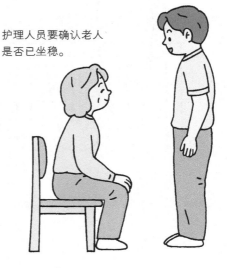

入座时的基本注意事项

怎样才能坐稳

伸直背脊，下颌向后收，身体与椅面垂直

基本坐姿

在进食、工作、利用交通工具移动、大小便等日常生活行为中，"坐"占据了相当重要的地位，但是，有些老人因为体力或肌肉力量下降而无法保持良好的坐姿。良好的坐姿是伸直背脊，同时保持身体位置的左右对称。如果由于某些原因，老人的坐姿不正，就需要护理人员帮助老人调整至下面的基本坐姿。

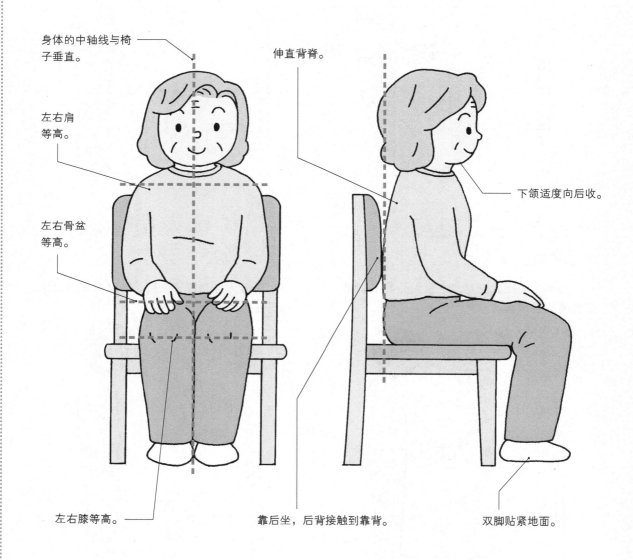

身体的中轴线与椅子垂直。

左右肩等高。

左右骨盆等高。

左右膝等高。

伸直背脊。

下颌适度向后收。

靠后坐，后背接触到靠背。

双脚贴紧地面。

偏瘫患者的坐姿和矫正方法

如果老人患有偏瘫，由于患侧的肌肉发生萎缩，老人难以支撑起自己的身体，容易向健侧倾斜，呈现出斜倚在靠背或扶手上的独特姿势。在这种情况下，护理人员应在可能的范围内一点点矫正老人身体各处的姿势，使之尽量趋近正确坐姿。

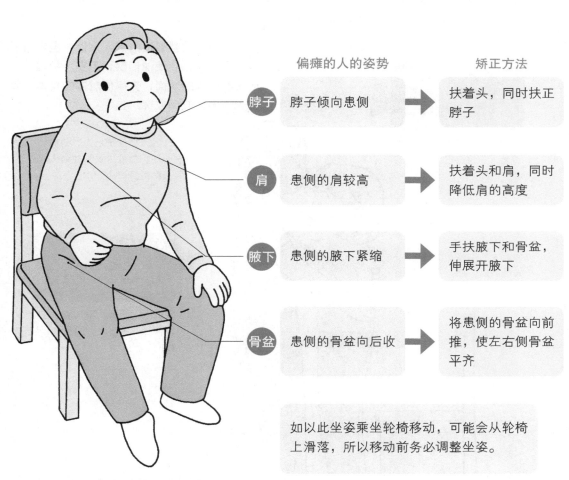

	偏瘫的人的姿势		矫正方法
脖子	脖子倾向患侧	→	扶着头，同时扶正脖子
肩	患侧的肩较高	→	扶着头和肩，同时降低肩的高度
腋下	患侧的腋下紧缩	→	手扶腋下和骨盆，伸展开腋下
骨盆	患侧的骨盆向后收	→	将患侧的骨盆向前推，使左右侧骨盆平齐

如以此坐姿乘坐轮椅移动，可能会从轮椅上滑落，所以移动前务必调整坐姿。

右侧偏瘫的人容易呈现的姿势

使用靠垫保持坐姿

如果椅子的尺寸不适合身体，即使非偏瘫的人，在坐着的时候，也会渐渐变得坐姿不正。在这种情况下，请利用靠垫来调整吧。

如果臀部向前滑动，可在靠背和后背之间放置靠垫；如果身体向左侧或右侧倾斜，可在扶手和身体之间放置靠垫。

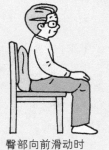

臀部向前滑动时

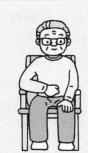

身体向左侧或右侧倾斜时

怎样才能坐稳

85

坐到椅子上 护理

支撑老人的腰部，双膝顶住老人，弯曲身体

步骤 1 护理人员扶住老人的后背，将老人的上半身拉向自己

对肌肉力量衰退的老人来说，坐到椅子上这个动作也会使他们感到不安。护理人员应站在老人的对面，支撑住对方的身体，以防老人向后倾倒或突然坐下。

提醒

请抓住我的肩。

护理人员站在老人的对面，请老人抓住自己的肩。

如老人的手够不到护理人员的肩，那么没必要勉强。

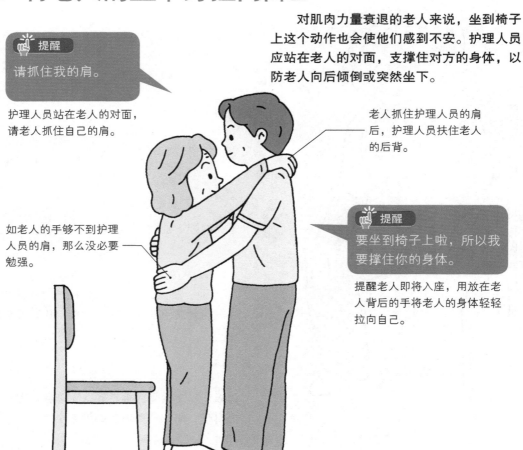

老人抓住护理人员的肩后，护理人员扶住老人的后背。

提醒

要坐到椅子上啦，所以我要撑住你的身体。

提醒老人即将入座，用放在老人背后的手将老人的身体轻轻拉向自己。

安全确认

确认椅子是否稳定、坚固

　　人在入座时，会给椅子带来很大的冲击。老人应选用坚固、稳定的椅子。椅面可以转动的椅子虽然使用方便，但是会使身体转向意料之外的方向，所以这种椅子对老人来说很危险。

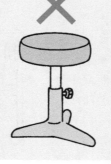

 俯视图

老人站立的位置与从椅子上站起身时相同。护理人员应站在老人的正面，稳稳撑住老人的身体。

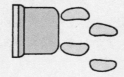

步骤 ② 护理人员保持直立姿势，用双膝顶住老人的双膝

当老年人入座动作开始后，护理人员应保持直立姿势，支撑住老人的身体。当老人的全部体重都落在护理人员的肩上后，老人开始入座，护理人员用双膝顶住老人的双膝。

提醒
请慢慢入座。

提醒
我用双膝顶住你的膝盖，请把腰再放低一点。

慢慢弯曲膝盖，慢慢入座。

护理人员用双手扶住老人的后背。

护理人员想象自己是老人的扶手，保持身体直立。

护理人员用双膝顶住老人的膝盖后，暂时保持不动。

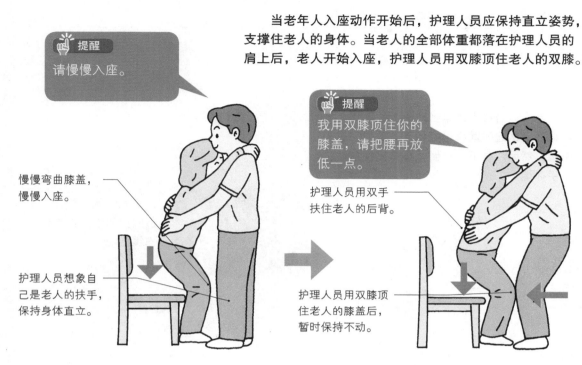

步骤 ③ 让老人的上半身保持直立，坐到椅子上

护理人员帮助老人的上半身保持直立，配合其动作，使老人慢慢入座。在确认老人已坐至椅面的中央后，轻轻放开手。

提醒
臀部还差一点就碰到椅子了。

提醒老人马上就要坐到椅面上了。

提醒
感觉自己能坐稳吗？

确认老人是否已坐稳。

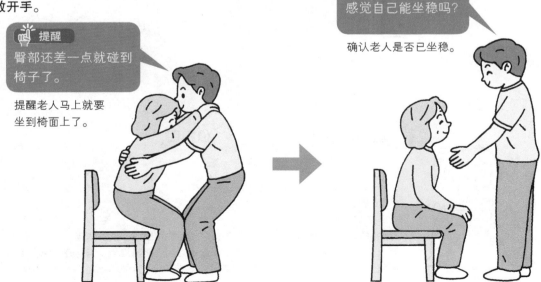

87

坐到地面上 自理

先侧坐，然后转动身体

步骤 1 身体前倾，双手撑地

老人靠自身力量坐到地面上的动作，与从地面上站起的动作恰好相反。首先，老人站稳，然后注意不要跌倒，身体慢慢前倾，双手撑地。

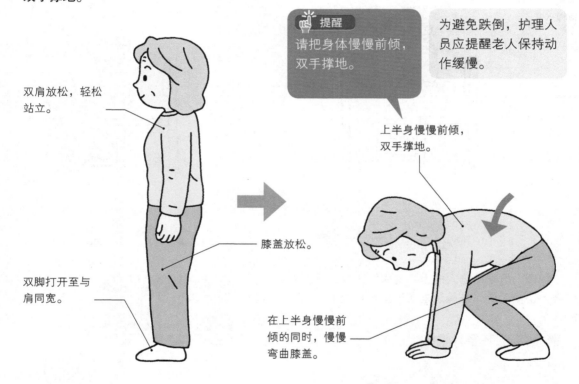

提醒
请把身体慢慢前倾，双手撑地。

为避免跌倒，护理人员应提醒老人保持动作缓慢。

双肩放松，轻松站立。

上半身慢慢前倾，双手撑地。

膝盖放松。

双脚打开至与肩同宽。

在上半身慢慢前倾的同时，慢慢弯曲膝盖。

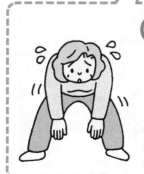

🚫 这样不好！！

如果双脚打开过宽，身体前倾时就会难以撑住身体；如果双脚打开过窄，身体前倾时就有跌倒的危险。

俯视图

直立　　　　双手撑地

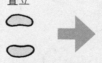

双手接触地面的位置位于双脚的延长线上，换而言之，双手之间的距离应与双脚打开的幅度相同，过宽或过窄都不利于身体的稳定。

步骤 **2 放低腰部，侧坐到地面上**

　　用双手支撑住身体，同时保证惯用腿的膝盖先着地，然后将手挪向身体的某一侧，改为侧坐姿势。

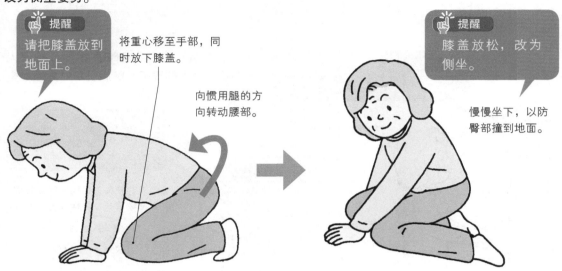

提醒
请把膝盖放到地面上。

将重心移至手部，同时放下膝盖。

向惯用腿的方向转动腰部。

提醒
膝盖放松，改为侧坐。

慢慢坐下，以防臀部撞到地面。

 步骤 **3 伸出腿，坐到地面上**

　　双手支撑住上半身，同时一点点伸出腿，坐到地面上。

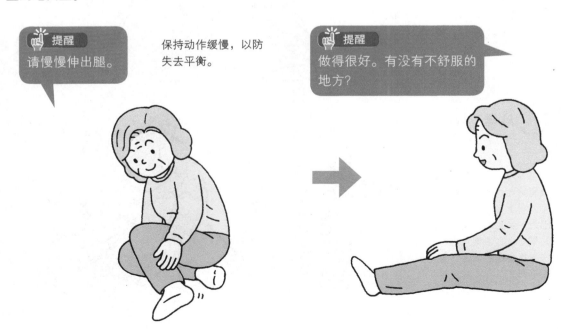

提醒
请慢慢伸出腿。

保持动作缓慢，以防失去平衡。

提醒
做得很好。有没有不舒服的地方？

坐到地面上 护理

护理人员面对老人站立,扶住老人的双手,引导对方坐到地面上

步骤 1 护理人员面对老人站立,扶住老人的双手

提醒

让我们一起坐下吧。

提醒老人即将一同行动,
打消对方的不安。

基本动作的内容与88页相同。护理人员先扶住老人的双手,然后引导对方慢慢坐到地面上。

提醒

请把手慢慢放到地面上。

老人容易失去平衡,所以护理人员要牢牢支撑住对方。

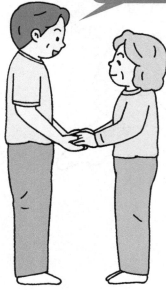

虽然想让老人快点入座,但是不可动作过快。护理人员应一边观察老人的状态,一边找好时机帮助对方。

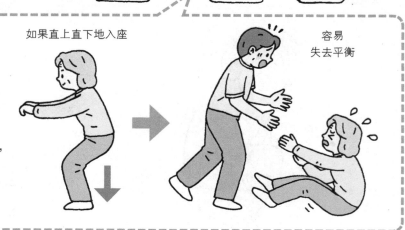

这样不好!!

如果直上直下地入座

容易
失去平衡

老人入座时,无论有没有护理人员的帮助,都不可以直上直下地入座。老人因为下半身的肌肉力量衰退,如果直上直下地入座,会无法支撑自己的体重,容易失去平衡。

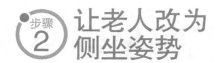

步骤 2　让老人改为侧坐姿势

老人的双手和双膝接触地面后，放低腰部，改为侧坐姿势。护理人员一边监护老人的动作，一边向老人展示侧坐的方向。

提醒
请打开双腿，放低臀部。

引导老人将双手放到地面上。

帮助老人慢慢转动腰部，以防臀部撞到地面。

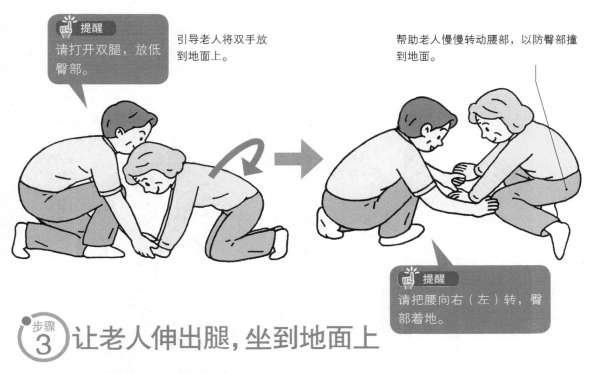

提醒
请把腰向右（左）转，臀部着地。

步骤 3　让老人伸出腿，坐到地面上

当老人改为侧坐姿势后，慢慢伸出腿。如果老人行动困难，护理人员可帮助老人把腿伸出。

提醒
我要拉这条腿了。

给老人一个信号，如轻轻敲击要拉伸的腿，这样老人会较容易理解。

提醒
已经稳稳地坐到地面上了吧。

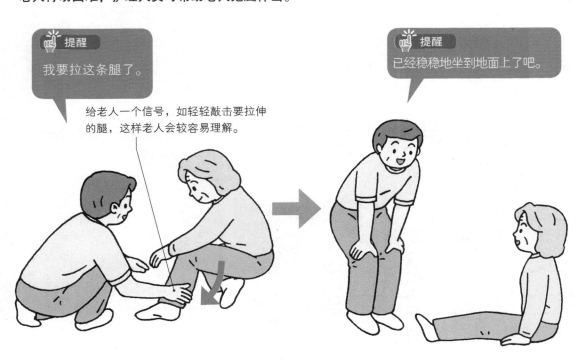

坐到地面上

91

在床上或椅子上调整坐姿 护理

老人身体前倾，护理人员支撑住老人的腰部

在床上的横向移动

步骤 1 让老人身体前倾

如果坐在床边的老人想要换个位置，那么护理人员应坐在老人身旁，从背后轻轻扶住老人的腰部，帮助老人身体前倾。

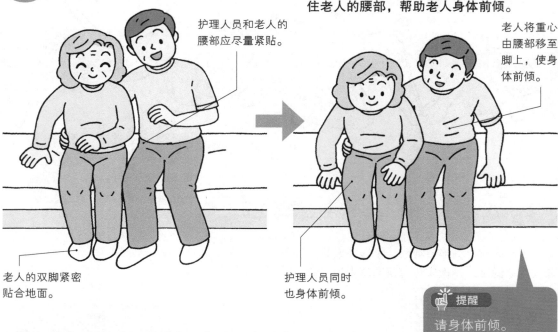

护理人员和老人的腰部应尽量紧贴。

老人将重心由腰部移至脚上，使身体前倾。

老人的双脚紧密贴合地面。

护理人员同时也身体前倾。

提醒

请身体前倾。

步骤 2 护理人员拉动老人的腰部，两个人一同横向移动

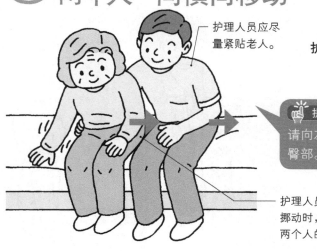

护理人员应尽量紧贴老人。

老人的身体更加前倾，当腰部抬起后，护理人员扶住老人的腰，一同横向移动。

提醒

请向左（右）挪动臀部。

护理人员在帮助老人挪动时，应注意保持两个人的腰部紧贴。

在椅子上调整坐姿

步骤 1 双脚向后收

当肌肉力量衰退的老人久坐的时候，会在不知不觉间向前挪动臀部，导致坐姿不正。为了恢复正确的姿势，首先要将双脚收至膝盖以后。

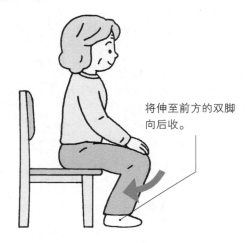

将伸至前方的双脚向后收。

步骤 2 腰部向后挪

护理人员轻轻扶住老人后背，抓住其裤子或腰带向后拉动。

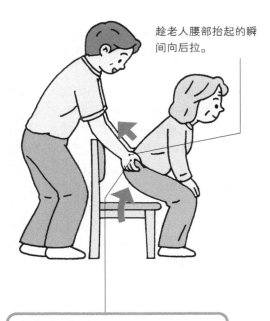

趁老人腰部抬起的瞬间向后拉。

步骤 3 坐姿调整完毕

老人重新坐到靠近椅背的位置后，护理人员慢慢松开手。

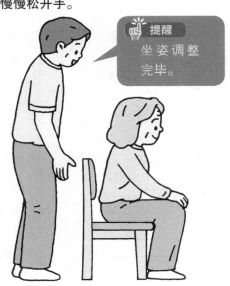

提醒
坐姿调整完毕。

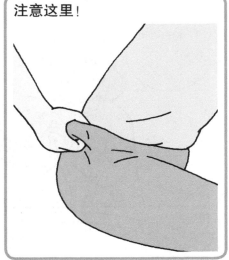

注意这里！

护理人员应抓住裤子边向上提，如果不容易抓住，也可以抓腰带。

反复解释，
直到老人理解为止

　　有些老人患有阿尔茨海默病、视听觉障碍、忧郁症，有些老人则是因为性格上的原因，理解事情较为困难。在这种情况下，有可能护理人员反复提醒说明，而老人仍旧无法理解，导致无法实现令人满意的护理。

　　话虽如此，但如果护理人员趋于情绪化，对老人吵嚷"我不是说了好多次吗？""为什么就不按我说的做！"之类的话，这就属于护理中最糟糕的情形了。即使老人的理解能力低下，他们也能感受到护理人员的负面情绪，从而心情变得糟糕。受到护理的一方，对护理人员多少总会抱有一些自卑感。在"想按照对方的意思去做，却做不好"的时候，如果再受到高压话语的冲击，有可能就会导致双方的关系恶化。

　　在与老人的沟通交流中，反复说明同一件事，直到对方理解为止是不可缺少的。如果老人没有按照自己的意思行动，请深呼吸一下，然后再向老人温和地说明一次吧！

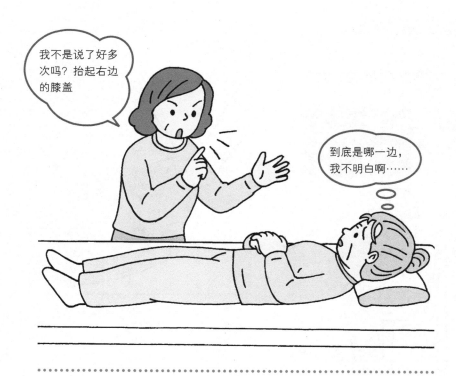

第7章

护理使用轮椅的老人

腰腿不灵便的老人可以借助轮椅这种方便的工具来扩大自己的活动范围，但如果使用不当，也会造成摔倒、跌落等事故。接下来，让我们一起来学习在不同情况下轮椅的正确使用方法吧。

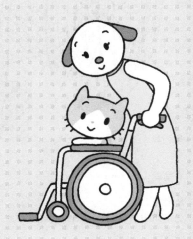

护理使用轮椅的老人的基本方法

切忌突然推动轮椅！推轮椅前务必向老人打好招呼

轮椅各部位的名称

　　轮椅是帮助行动不便的老人移动的工具。虽然使用轮椅时也可不麻烦他人，但如果使用者是老人，在多数情况下还是需要由护理人员负责操作。选择轮椅时，其安全、舒适程度无疑是首先要考虑的，不过，轮椅是每天都要使用的东西，所以是否便于操作也有必要好好确认。

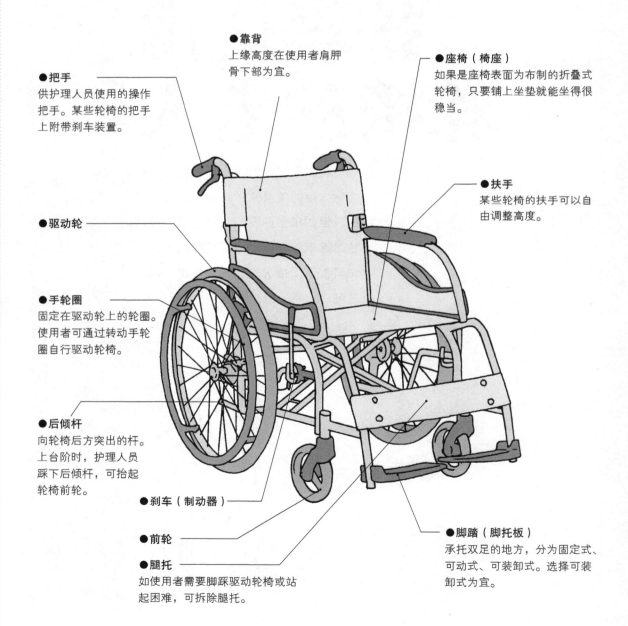

●靠背
上缘高度在使用者肩胛骨下部为宜。

●座椅（椅座）
如果是座椅表面为布制的折叠式轮椅，只要铺上坐垫就能坐得很稳当。

●把手
供护理人员使用的操作把手。某些轮椅的把手上附带刹车装置。

●扶手
某些轮椅的扶手可以自由调整高度。

●驱动轮

●手轮圈
固定在驱动轮上的轮圈。使用者可通过转动手轮圈自行驱动轮椅。

●后倾杆
向轮椅后方突出的杆。上台阶时，护理人员踩下后倾杆，可抬起轮椅前轮。

●刹车（制动器）

●前轮

●腿托
如使用者需要脚踩驱动轮椅或站起困难，可拆除腿托。

●脚踏（脚托板）
承托双足的地方，分为固定式、可动式、可装卸式。选择可装卸式为宜。

■■ 前进

护理人员握住把手，推动轮椅前进。推动轮椅前，务必向老人打好招呼。

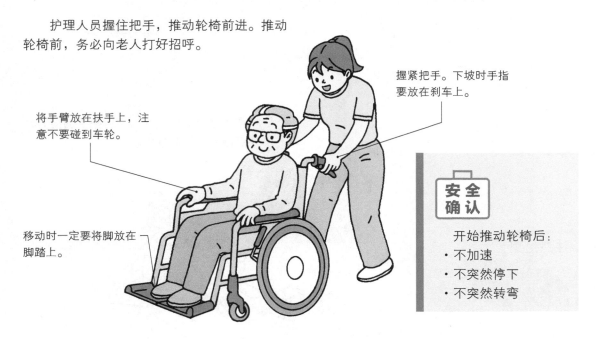

握紧把手。下坡时手指要放在刹车上。

将手臂放在扶手上，注意不要碰到车轮。

移动时一定要将脚放在脚踏上。

安全确认

开始推动轮椅后：
· 不加速
· 不突然停下
· 不突然转弯

■■ 上下坡

上坡时

护理人员目视前进方向，身体略微前倾。踩稳一步后再迈出下一步，注意缓行。

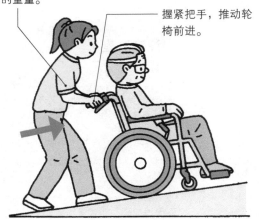

用双臂承托住轮椅的重量。

握紧把手，推动轮椅前进。

下坡时

为了避免惊吓到老人，采用倒退下坡的方式。护理人员手指放在刹车上，以防万一。

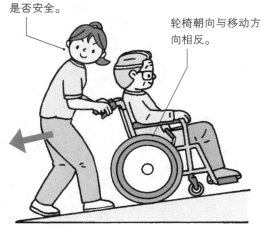

回头确认移动方向上是否安全。

轮椅朝向与移动方向相反。

经过有落差的地方 护理

抬起前轮缓慢移动

■■ 向上走

步骤 1 抬起前轮

在落差处停住，在向下压把手的同时，脚踩后倾杆，抬起前轮。

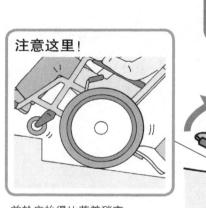

注意这里！

前轮应抬得比落差稍高。

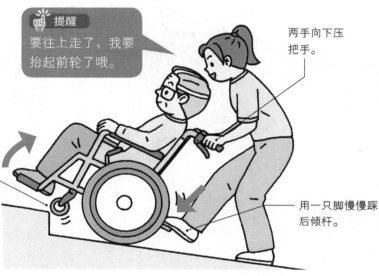

提醒
要往上走了，我要抬起前轮了哦。

两手向下压把手。

用一只脚慢慢踩后倾杆。

步骤 2 把后轮推上去

前轮上去后，将后轮也推上去，然后握住把手，推动轮椅前进。

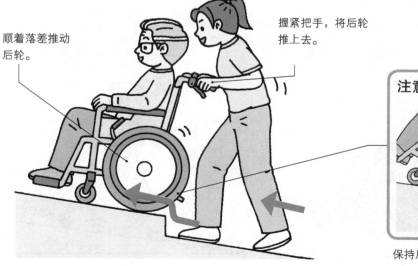

顺着落差推动后轮。

握紧把手，将后轮推上去。

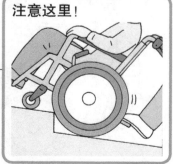

注意这里！

保持后轮与落差处紧贴。

向下走

步骤 1 背对前进方向

在落差处停下,调转方向。握紧把手,将后轮放下去。

提醒
要下楼梯了哦。

护理人员先一步跨过落差处,站至轮椅后。

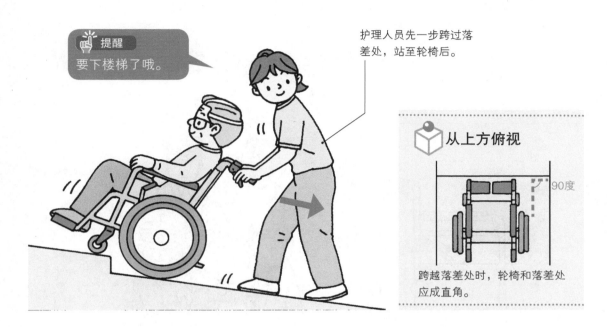

从上方俯视

90度

跨越落差处时,轮椅和落差处应成直角。

步骤 2 抬起前轮,跨过落差处

后轮降下后,脚踩后倾杆抬起前轮,同时后退。前轮完全跨过落差处后,放下前轮。

注意不要让老人的脚尖擦碰到落差处。

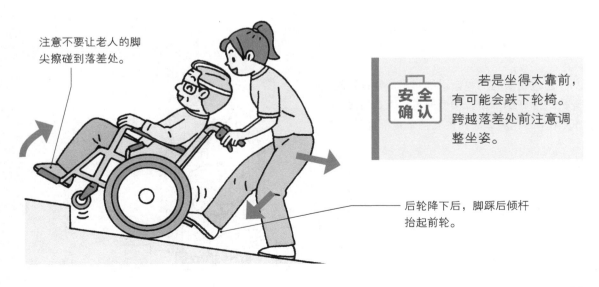

安全确认
若是坐得太靠前,有可能会跌下轮椅。跨越落差处前注意调整坐姿。

后轮降下后,脚踩后倾杆抬起前轮。

安全使用轮椅的方法

以老人的安全为第一优先，根据不同情况，采用适当方法

上下楼梯

上下楼梯时，老人有可能跌落、摔倒，所以尽量不要使用楼梯。如必须经过楼梯，最少需要4名护理人员。

●抬轮椅的方法

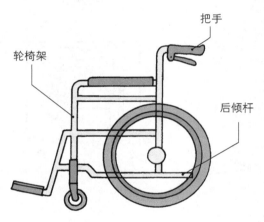

轮椅架

把手

后倾杆

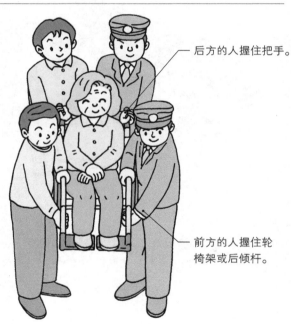

后方的人握住把手。

前方的人握住轮椅架或后倾杆。

上楼梯时，轮椅面朝楼梯。下楼梯时，轮椅背朝楼梯。确定刹车完毕后，前方的人握住轮椅架或后倾杆，后方的人握住把手，抬起轮椅移动。

通过狭窄的地方

通过狭窄的门或通道的时候，注意不要让轮椅边缘碰到两边，慢慢前进。入口宽度如有80cm左右，那么普通的轮椅基本都能够通过。

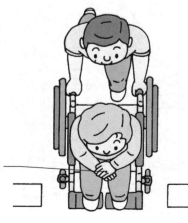

将老人的双手放在膝盖上，避免夹到入口和轮椅之间。

上下电梯

不通过楼梯去其他楼层时，可使用电梯。上下电梯时，注意抬起前轮，不要把前轮卡在 地面与电梯之间的缝隙中使老人受到冲击。

无法在电梯中转换方向时

● 面朝前上电梯

护理人员脚踩后倾杆，抬起前轮走进电梯，然后刹车。

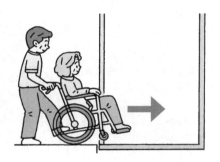

● 倒退下电梯

护理人员解除刹车，抬起前轮，一边注意后方，一边慢慢地倒退下电梯。

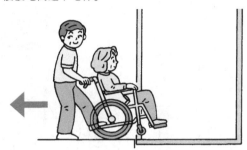

可以在电梯中转换方向时

● 倒退上电梯

电梯内的空间足以转换方向时，倒退上电梯，然后在电梯内调转方向，刹车。

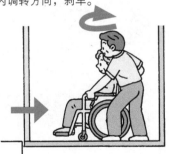

● 倒退下电梯

护理人员一边确认后方是否安全，一边倒退下电梯。

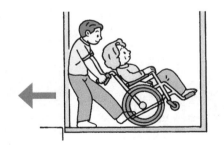

安全使用轮椅的方法

安全确认 **使用前的检查**

①轮胎
　确认气压是否适当，有无开裂。

②刹车
　松弛的刹车线会影响刹车效果，需要重新上紧。

③前轮
　若是粘上垃圾会难以转动，需要定期清理。

④座椅和轮椅架
　确认座椅有无损坏或污迹，轮椅架有无锈蚀。

⑤脚踏
　若是固定螺丝松了，脚踏会下垂，需要重新拧紧。

从床上移动到轮椅上 自理

在移动过程中利用辅助栏杆或床栏杆支撑住身体

步骤 1 将轮椅放在床边

为了使老人便于移动，应将轮椅放在床边，与床身约成30度角。老人坐在床边，稍靠外坐一些，手扶辅助栏杆或床栏杆。

提醒

请坐到床边来，稍靠外一些。

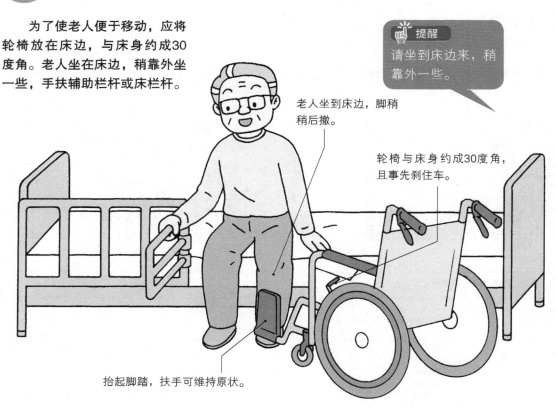

老人坐到床边，脚稍稍后撤。

轮椅与床身约成30度角，且事先刹住车。

抬起脚踏，扶手可维持原状。

帮助站起的辅助栏杆

如有辅助栏杆，老人就能够在移动过程中安全地支撑住身体。虽然也可以利用床栏杆，但是容易形成身体前倾、手留在身体后方的不稳定姿势。如果是租赁床，可以加装辅助栏杆。

🤚 这样不好！！

如果轮椅与床成90度角，一旦用力过大，即使事先已刹住车，也仍然有可能发生移动，所以这样做是危险的。

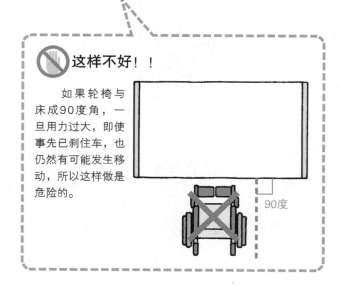

90度

步骤 2 站起,将臀部朝向轮椅

提醒

请背对轮椅站立。

握住辅助栏杆,站起身。老人稍稍转动身体,让自己的臀部朝向轮椅。

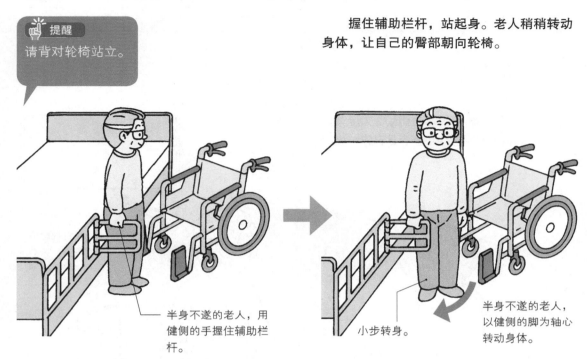

半身不遂的老人,用健侧的手握住辅助栏杆。

小步转身。

半身不遂的老人,以健侧的脚为轴心转动身体。

步骤 3 退至轮椅的位置,坐上轮椅

提醒

请慢慢向后退。

手握辅助栏杆,慢慢地朝轮椅方向后退,然后慢慢地坐到轮椅上。确认已安全后,松开握住辅助栏杆的手。

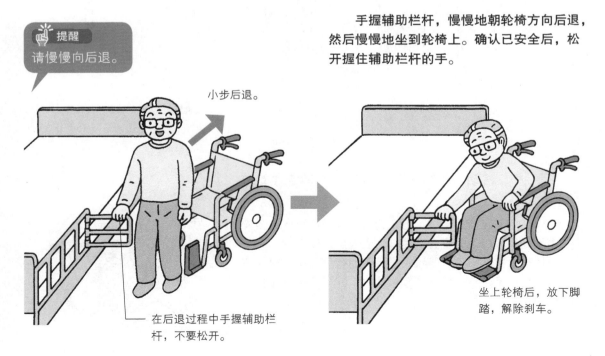

小步后退。

在后退过程中手握辅助栏杆,不要松开。

坐上轮椅后,放下脚踏,解除刹车。

从床上移动到轮椅上① 护理

（适合能抬起腰的老人）探身过去，横向挪动腰并坐到轮椅上

步骤 ① 将轮椅放在床边

与102页一样，轮椅与床约成30度角。
老人稍靠外侧坐，坐的位置不要到床中央。

床面与轮椅的
座椅部分的高
度应一致。

提醒

请坐到轮椅上。

取下扶手。

稍稍斜放轮椅，
使轮椅与床约成
30度角。

坐在床边。

为防止轮椅突然
移动，事先刹住
车。

事先抬起脚踏。

安全确认 移动身体前一定要刹住车，固定住轮椅

从床向轮椅移动时，老人的身体处于不稳定的姿势
中。如果轮椅没有事先刹住车，老人坐上轮椅时，有可
能使轮椅突然移动，导致失去平衡而摔倒。从床向轮椅、
从轮椅向床、从轮椅向汽车移动时，都一定要事先刹住
轮椅。

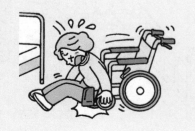

步骤2 让老人身体向前探，抬起腰

护理人员先提醒一下老人，然后用一只手轻轻拉老人裤腰的边缘。

为了保持姿势稳定，另一只手放在轮椅的座椅或床边上。

不要让老人勉强抬腰，而要向轮椅的方向轻轻拉动。

提醒
身体请向前探，稍微抬起臀部。

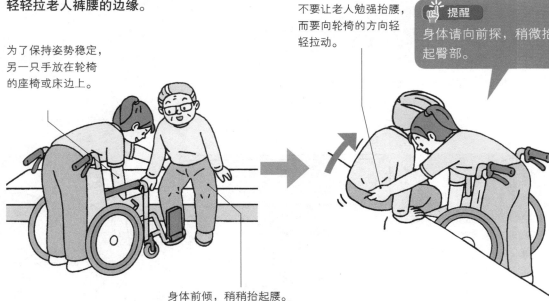

身体前倾，稍稍抬起腰。

步骤3 让老人横向挪动腰，坐到轮椅上

稍稍抬起腰，一点点挪动到轮椅附近。当身体朝向与轮椅朝向基本一致时，抓准时机移动到轮椅上。

提醒
请站起来一下。

脚踩稳地面，身体前倾，这样就能轻松地横向移动了。

提醒
请抬起臀部，坐到轮椅上。

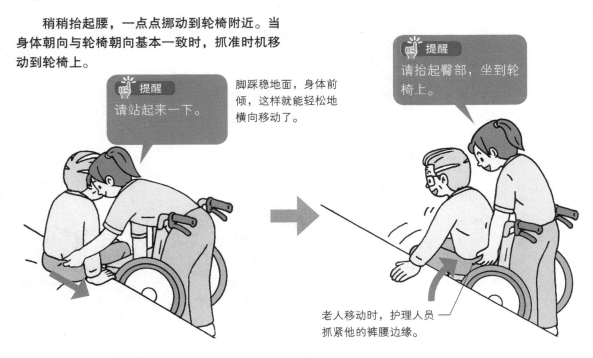

老人移动时，护理人员抓紧他的裤腰边缘。

从床上移动到轮椅上② 护理

（适合站起困难的老人）一边支撑起老人，一边一同转动身体

步骤
1 将轮椅推至床边

将轮椅斜向推至床边，提醒老人调整姿势，准备站起。

能取下扶手的轮椅较为适合。

提醒
请和我一起站起来，坐到轮椅上。

提醒老人看轮椅的位置。

脚稍稍后撤，身体略向前探。

刹住轮椅，抬起或取下脚踏。

有助于移动的护理用品

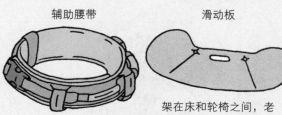

从床移动到轮椅时，老人处于不稳定的姿势之中，有可能跌倒。此时，可利用辅助腰带或滑动板等护理用品来实现安全移动。

辅助腰带

滑动板

缠在腰上，带有抓手的腰带。

架在床和轮椅之间，老人可以坐在上面，一点一点向轮椅移动。

老人抱住护理人员的脖子，护理人员抱住老人的腰，身体稍向后倾，与老人一同慢慢站起。

提醒
请和我一起站起来。

注意身体不要过分紧贴。

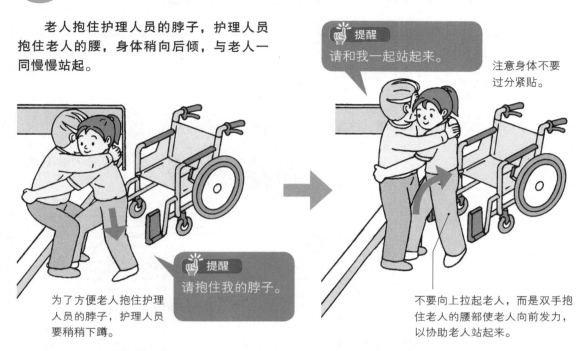

为了方便老人抱住护理人员的脖子，护理人员要稍下蹲。

提醒
请抱住我的脖子。

不要向上拉起老人，而是双手抱住老人的腰部使老人向前发力，以协助老人站起来。

步骤
③ 护理人员以脚为轴心，转动身体，然后让老人坐到轮椅上

保持站起后的姿势不变，以向前探出的脚为轴心，慢慢地转动身体。当老人的臀部转至 轮椅的方向时，将老人缓缓地放到轮椅上。

按照护理人员→老人的顺序，一点一点移动脚步，转动身体。

提醒
请向左（右）慢慢转动身体。

提醒
要坐下了哦。

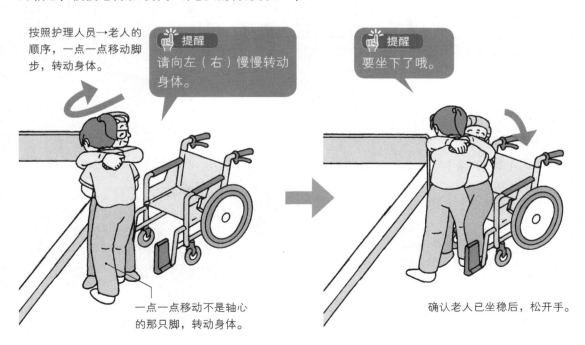

一点一点移动不是轴心的那只脚，转动身体。

确认老人已坐稳后，松开手。

从床上移动到轮椅上②

从轮椅移动到汽车上 护理

确认四周安全后再行动

步骤 1 将轮椅推至汽车旁

将轮椅推至汽车旁，刹住轮椅，抬起或取下脚踏。

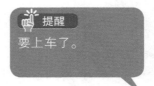

提醒

要上车了。

护理人员仔细确认四周是否安全。

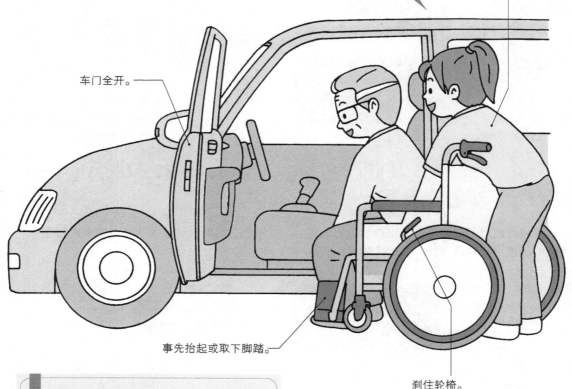

车门全开。

事先抬起或取下脚踏。

刹住轮椅。

下车的时候

从汽车向轮椅移动的时候，动作顺序与上车时相反。

①在车内调整坐向，使老人朝向下车的方向。

②让老人的脚接触地面。

③让老人逐渐将体重转移到脚上，慢慢站起来。

④使老人的臀部朝向轮椅，慢慢将其放到轮椅上。

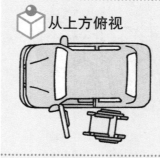

从上方俯视

轮椅与汽车不是完全平行的，它们之间存在一个小角度。

步骤 2 让老人抓住车门站起身

请老人抓住汽车的车门或扶手等容易够到的地方，帮助老人站起来。

步骤 3 让老人坐到汽车座位上

老人手抓住车门或扶手，朝座位一点一点挪动，直到坐到座位上。

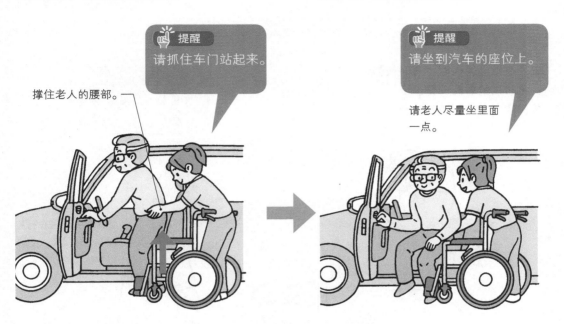

提醒
请抓住车门站起来。

撑住老人的腰部。

提醒
请坐到汽车的座位上。

请老人尽量坐里面一点。

步骤 4 让老人低头，将身体缩入汽车内

请老人将身体缩入汽车内，注意不要让老人的头碰到车顶。老人坐到座位上后，护理人员抬起老人的腿放进车内，注意两条腿要分开抬。如果老人坐的位置靠近车门，要帮助老人移动到座位中央。

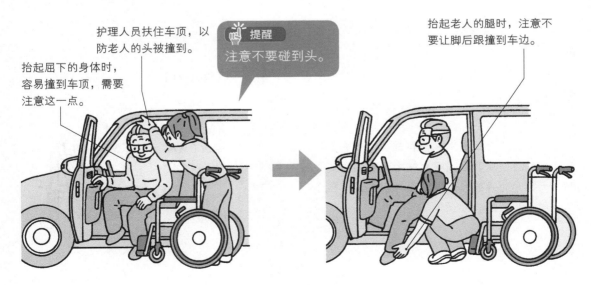

护理人员扶住车顶，以防老人的头被撞到。

抬起屈下的身体时，容易撞到车顶，需要注意这一点。

提醒
注意不要碰到头。

抬起老人的腿时，注意不要让脚后跟撞到车边。

在轮椅上调整坐姿 护理

抬起身体，腰向后挪动

步骤 1 抬起脚踏，让老人的脚接触地面

老人在乘坐轮椅时，有时候臀部会向前滑动，这时候就需要调整坐姿了。首先，抬起脚踏，让老人的脚接触地面。

提醒

现在调整一下坐姿，请把脚放到地面上。

如果老人无法自行把脚放到地面上，护理人员应予以帮助。

抬起或取下脚踏。

确保脚底紧贴地面。

安全确认 **坐姿不正时**

肌肉力量衰退的老人久坐后，臀部会向前移动，从而导致坐姿不正。在这种状态下，有可能造成老人进食时被噎到或因压力集中到臀部的某一部分而导致褥疮。如果坐姿不正，需要立即调整。

这样不好！！

如果脚放在脚踏上，一旦重心转移到脚上，姿势会不稳定，有摔倒的危险。调整坐姿的时候，一定要先抬起脚踏。

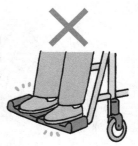

步骤 2 让老人抬起身体

为了便于调整坐姿，应提醒老人抬起身体。如果老人的肌肉力量衰退，护理人员应轻轻地帮助其抬起身体。

抬起身体后，还要稍稍前倾。

提醒
请抬起后背。

脚向后撤。如老人感觉困难，护理人员应予以协助。

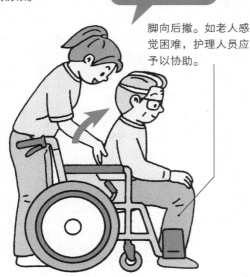

步骤 3 护理人员抓住老人裤腰的边缘，轻轻将其向前推

确认老人脚底已紧贴地面，身体稍稍前倾后，护理人员抓住老人的裤腰，轻轻向前推。

提醒
请稍稍抬起臀部。

抓住裤腰的边缘，轻轻向前推。

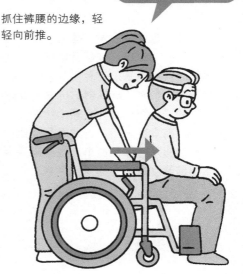

步骤 4 调整坐姿完毕

老人的腰部完全离开轮椅后，护理人员抓住其裤腰的边缘向后拉，使老人靠座椅里边坐下。

提醒
要向后拉了哦。

配合老人的动作，抓住其裤腰的边缘向后拉。

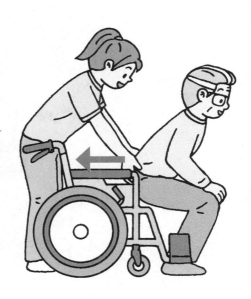

不要在出声提醒的同时发起动作

　　不等对方回答或听懂，突然就开始护理动作。你是否这样做过？

　　比如在推动轮椅的时候，在说出"要开始推了哦"的同时，若是突然推动轮椅，则会发生什么呢？还没有做好心理准备的老人不仅会吃惊，也许还会发生摔倒、跌落等事故。

　　打个比方，提醒就如同做投接球游戏一样。在对方没有调整好姿势时就投球是没有意义的，与此类似，提醒也不是护理人员单方面的行为。如果不确认对方的意思就进行下一个动作，是无法做到顺利护理的。没得到对方同意的提醒，不过是单纯的命令或信号而已。即使对方有发声障碍，无法顺利表达自己的意思，通过必要的熟悉和观察，也能够从身体的微小反应或视线中领会对方的意思。请不要忘记，护理是建立在彼此的协作关系上的。

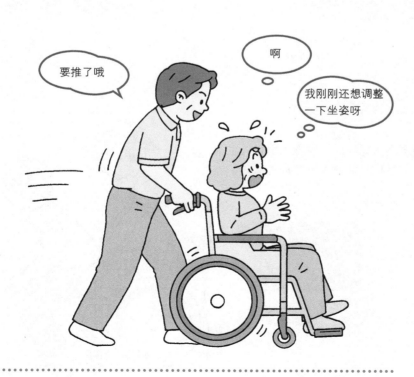

第8章

行走的护理

行走不仅可以扩大行动范围，还可以对身心施加良性刺激，但是，如果腰腿不强劲，恐会引发各种各样的事故，所以请护理人员掌握正确的护理方法。

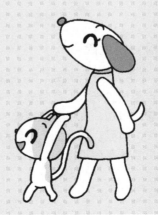

行走护理的基本动作

支撑双臂，保持平衡，移动重心

步骤 1 站在老人的正面支撑其双臂

站在老人的正面，提醒其支撑双臂。

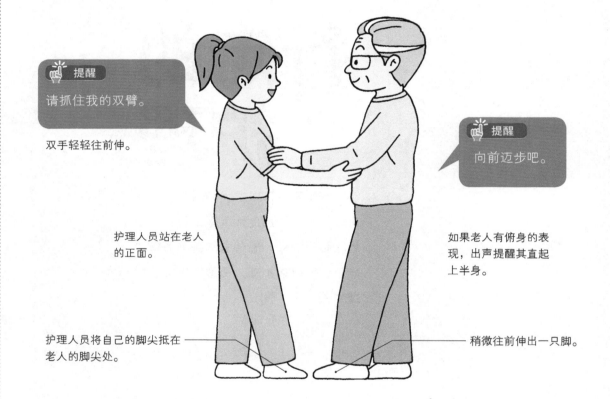

提醒

请抓住我的双臂。

双手轻轻往前伸。

提醒

向前迈步吧。

护理人员站在老人的正面。

如果老人有俯身的表现，出声提醒其直起上半身。

护理人员将自己的脚尖抵在老人的脚尖处。

稍微往前伸出一只脚。

安全确认 **防滑袜很危险**

有些人穿防滑袜。乍一看似乎很方便，但是很多老人都是脚擦着地走的，如果穿着防滑袜，脚不容易往前移动，就存在摔倒的风险。如果老人穿着防滑袜，需请其更换袜子后再行走。

 这样不好！！

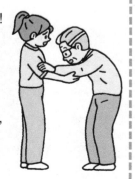

老人会因为不安而忍不住看脚下，所以容易造成弯腰、驼背。但是如果以不良姿势走路，会给身体造成负担，所以在行走时务必请老人直起上半身。

步骤 ② 出声提醒并指示老人需要迈出哪只脚

护理人员出声告知老人需要把身体的重心放在哪只脚上。没有施加重心的脚稍微往后缩一些。这样一来，老人没有施加重心的脚也可以配合护理人员的动作而自然地往前迈。

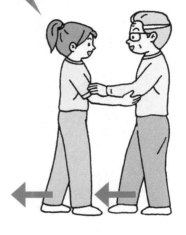

> 提醒
> 另外一只脚往前迈。

护理人员在支撑老人的同时，视线放在其脸上。

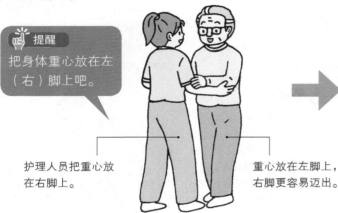

> 提醒
> 把身体重心放在左（右）脚上吧。

护理人员把重心放在右脚上。

重心放在左脚上，右脚更容易迈出。

步骤 ③ 连续步骤1和2的动作

老人向前迈出一步后，护理人员把另一只脚往后退。采取同样的方式鼓励老人行走。

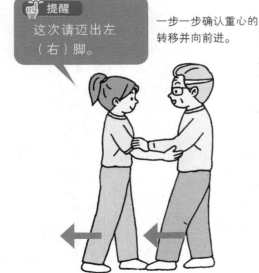

> 提醒
> 这次请迈出左（右）脚。

一步一步确认重心的转移并向前进。

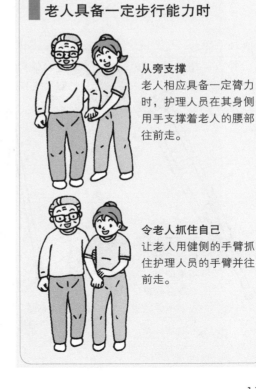

老人具备一定步行能力时

从旁支撑
老人相应具备一定臂力时，护理人员在其身侧用手支撑着老人的腰部往前走。

令老人抓住自己
让老人用健侧的手臂抓住护理人员的手臂并往前走。

辅助步行的各种工具

结合身体状况和使用目的来选择

虽然有些老人对拄拐杖存在抵触心理，但是使用拐杖移动有助于身体机能的恢复。请结合老人的状态及身体状况选择合适的拐杖。

①T字拐杖（单脚手杖）

适合没有拐杖也能自己步行之人

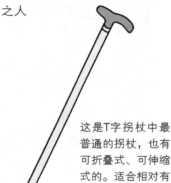

这是T字拐杖中最普通的拐杖，也有可折叠式、可伸缩式的。适合相对有体力的人。

②多点拐杖（多脚手杖）

适合患有变形性髋关节病，关节炎之人

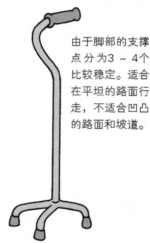

由于脚部的支撑点分为3～4个，比较稳定。适合在平坦的路面行走，不适合凹凸的路面和坡道。

③洛夫斯特兰德拐杖（前臂拐、肘杖）

适合骨折、扭伤、髋关节病、下肢瘫痪之人

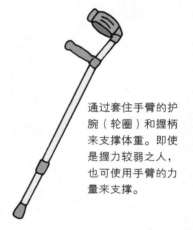

通过套住手臂的护腕（轮圈）和握柄来支撑体重。即使是握力较弱之人，也可使用手臂的力量来支撑。

④腋拐（腋杖）

适合骨折、扭伤、下肢瘫痪之人

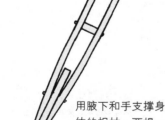

用腋下和手支撑身体的拐杖，两根一组来使用。虽然拐杖本身较重，但是可以承受较重的负荷。

⑤平台拐（站立支架）

适合偏瘫、类风湿、变形性膝关节病之人

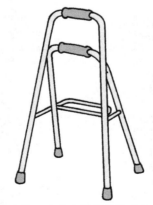

有4个脚，比多点拐杖更稳定。有2处握把，也可用于辅助起身动作。

选择适合老人身体的拐杖的方法

如果使用不适合身体状况的拐杖，不仅会使老人觉得疲惫，还会增加其摔倒的风险。对于T字拐杖等请选择高度相当于稍微弯曲手肘时手腕高度（118页）的产品；对于腋拐请选择高度比自己的身高矮40cm左右的产品。

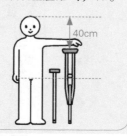

40cm

步行器和老人步行车

　　如果老人肌力较弱难以使用拐杖，则使用步行器（助行车、步行车）。步行器类似轮椅，但属于面向可以自立步行之人的护理用具。

①步行器
适合全身肌力低下之人

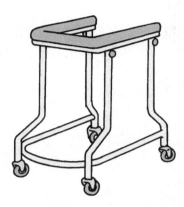

将手肘放在框架的上方来支撑身体，也可用于步行训练和出院后的康复。

②固定型四脚步行器
适合手臂有肌力，但是难以用拐杖步行之人

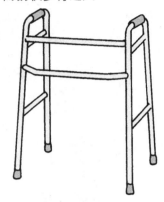

脚上不带轮子的步行器。双手抬起分别放在左右握把上，支撑着身体往前行。

③带座步行车
适合难以持续步行之人

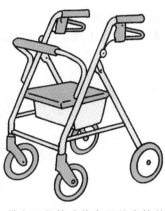

带有置物篮或休息用的座椅的步行车。适合难以长时间行走的老人。

④老人步行车
适合无须拐杖也可步行之人

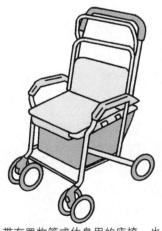

带有置物篮或休息用的座椅，也有可折叠式。基本上用于户外。

安全确认　　**老人步行车的使用注意事项**

　　使用老人步行车移动时需要注意以下事项：

　　使用步行器时，老人位于步行器内，因此身体稳定，而使用老人步行车时，老人无法站在里面，因此，有可能会出现只有身体往前而脚步却跟不上的情况。为了避免摔倒等危险，请提醒老人放慢脚步。

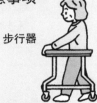

步行器

身体位于内侧。

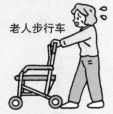

老人步行车

身体位于外侧。

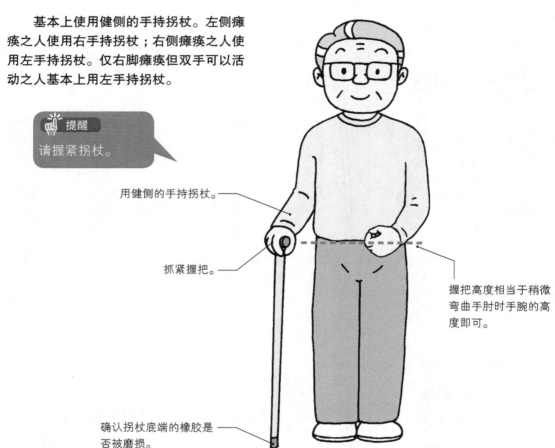

第8章 行走的护理

使用拐杖步行 [自理]

健侧的手持拐杖，脚尖稍微往前挪

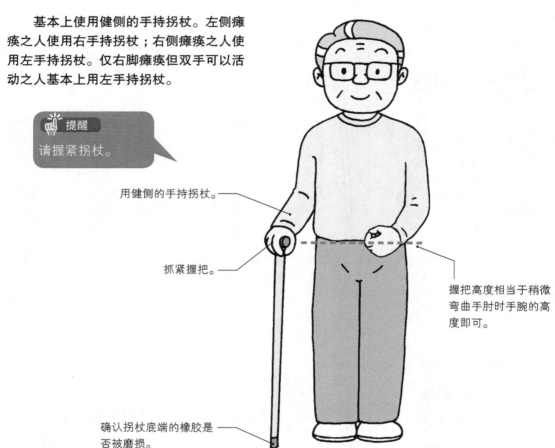

步骤 1 用健侧的手持拐杖

基本上使用健侧的手持拐杖。左侧瘫痪之人使用右手持拐杖；右侧瘫痪之人使用左手持拐杖。仅右脚瘫痪但双手可以活动之人基本上用左手持拐杖。

提醒

请握紧拐杖。

用健侧的手持拐杖。

抓紧握把。

握把高度相当于稍微弯曲手肘时手腕的高度即可。

确认拐杖底端的橡胶是否被磨损。

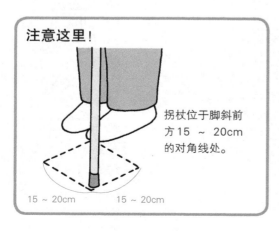

注意这里！

拐杖位于脚斜前方15～20cm的对角线处。

15～20cm　　15～20cm

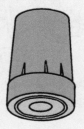

安全确认

拐杖底端的橡胶具有防滑和缓冲的作用。在使用过程中该橡胶会被磨掉，其效果也会随之渐渐减弱。如果持续使用会很危险，请在磨损前进行更换。

步骤 2 垂直拄拐

拐杖抵在脚斜前方15 ~ 20cm的对角线处。直起拐杖，站立时不要靠在其上方。

手肘微微弯曲30度。

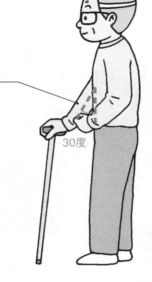

30度

步骤 3 从患侧开始往前迈步

为了不打破身体的平衡，患侧的脚先往前迈步。此时，身体和拐杖都保持与地面垂直的状态往前行走。

提醒
首先迈出与拐杖侧相反的那只脚。

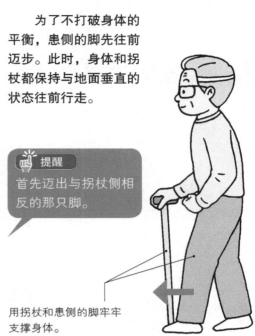

用拐杖和患侧的脚牢牢支撑身体。

步骤 4 健侧的脚往前迈步

这次在用拐杖支撑身体的同时，将健侧的脚往前迈。抵在地面或地板上的拐杖保持不动。

提醒
请迈出拐杖侧的脚。

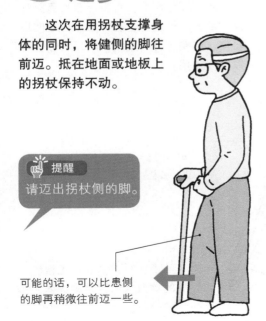

可能的话，可以比患侧的脚再稍微往前迈一些。

步骤 5 重复步骤2 ~ 4的动作

一步一步慢慢通过拄拐—迈出患侧的脚—迈出健侧的脚这一系列动作实现步行。

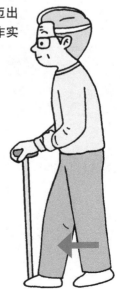

使用步行器、步行车步行

脚切实落在地面上安全步行

使用步行器行走

步骤 1 手持步行器

牢牢抓住两侧的握把。

事先将握把高度调节
到往下伸手臂时手腕
高度的位置上下。

固定型四脚步行器主要用于室内行走。由于其可以牢牢地支撑体重，方便安全步行。

首先进入步行器内，抓紧两侧的握把。

> **提醒**
> 请牢牢抓住步行器。

进入步行器内侧。

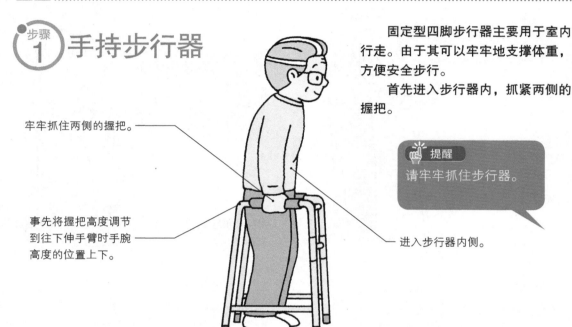

步骤 2 抬起步行器

> **提醒**
> 请把步行器往前方
> 抬起。

抓住握把抬起步行器。

然后抓住握把，将步行器抬高到身体的前方。最近，也有许多步行器使用轻便、结实的材料制成，所以女性也可以放心使用。

无须抬起至正上方，而是采用以手肘为支点使步行器前进的姿势。

使用步行器需要一定程度的臂力，所以偏瘫的人无法使用。

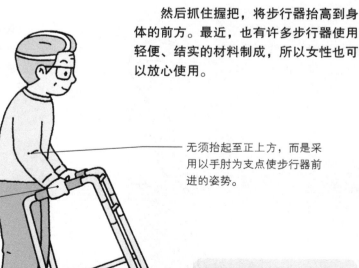

步骤 3 将步行器放在地板上往前行走

将抬起的步行器放在地板上。确认步行器的四个脚都着地后，将重心放在握把上，往前迈步。

重复步骤2 ~ 3的动作。

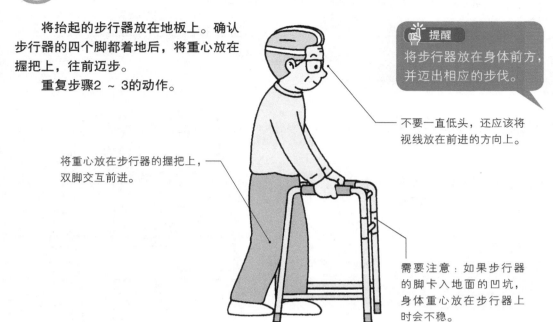

提醒
将步行器放在身体前方，并迈出相应的步伐。

不要一直低头，还应该将视线放在前进的方向上。

将重心放在步行器的握把上，双脚交互前进。

需要注意：如果步行器的脚卡入地面的凹坑，身体重心放在步行器上时会不稳。

使用步行车行走

臂力衰退的老人也可以轻松使用脚上带有轮子的步行车，但是，步行车的稳定性要低于步行器，有摔倒的危险，所以需要注意身体与步行车的距离不要太远，且灵活地使用刹车以实现安全的步行。

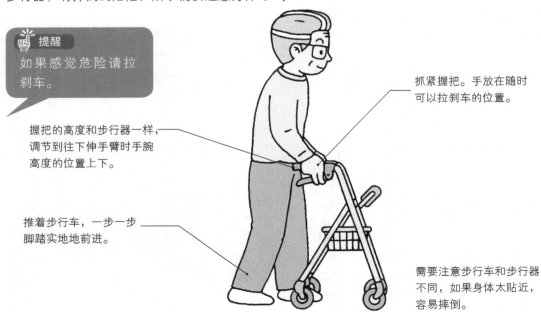

提醒
如果感觉危险请拉刹车。

握把的高度和步行器一样，调节到往下伸手臂时手腕高度的位置上下。

推着步行车，一步一步脚踏实地地前进。

抓紧握把。手放在随时可以拉刹车的位置。

需要注意步行车和步行器不同，如果身体太贴近，容易摔倒。

第8章 **行走的护理** # 拄拐杖上下楼梯 自理

上下楼梯时侧身站在踏面上

 ## 上楼梯时 偏瘫

步骤 1 将拐杖抵在上一层踏面上

侧身站在楼梯前，用双手紧握住拐杖，将拐杖切实抵在上一层踏面上。

> **提醒**
> 请将拐杖放在上一层踏面上。

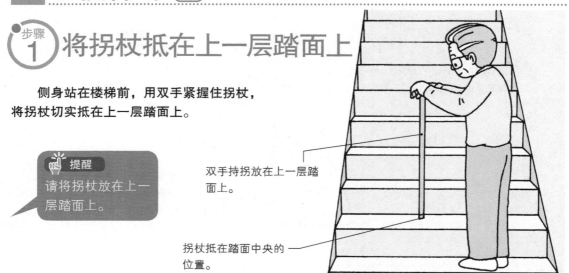

双手持拐放在上一层踏面上。

拐杖抵在踏面中央的位置。

步骤 2 抬起健侧的脚

抬起健侧的脚，放到上一层踏面上之后，将重心放在健侧的脚和拐杖上，再抬起患侧的身体。

重复步骤1～2的动作上楼梯。

抬脚时持拐的双手充分用力。

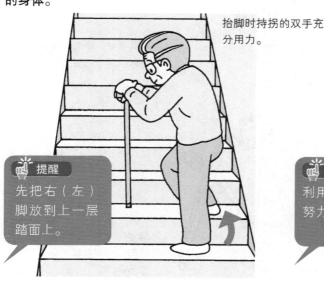

> **提醒**
> 先把右（左）脚放到上一层踏面上。

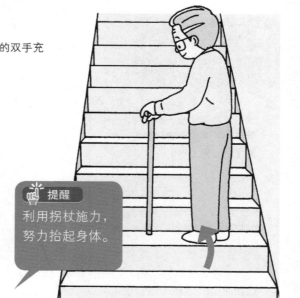

> **提醒**
> 利用拐杖施力，努力抬起身体。

下楼梯时 偏瘫

步骤 1 将拐杖抵在下一层踏面上

和上楼梯时一样，侧身站立，将拐杖抵在下一层踏面上。虽然老人会因为没有安全感而忍不住看脚下，但视线还是应该稍稍看向前方。

 这样不好！！

拐杖请抵在踏面中央的位置。踏面边缘在地面湿滑时很危险。

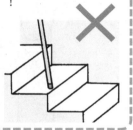

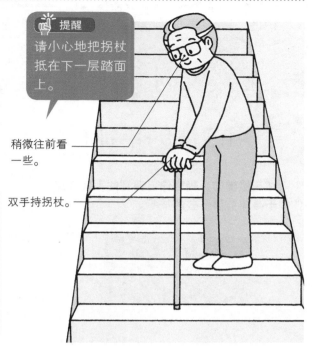

提醒
请小心地把拐杖抵在下一层踏面上。

稍微往前看一些。

双手持拐杖。

步骤 2 健侧的脚开始往下迈

将拐杖抵在下一层踏面上之后，先迈出健侧的脚，接着迈出患侧的脚，双脚站在一起。

迈出健侧的脚，一点一点弯曲并使其着地。

重复步骤1～2的动作下楼梯。

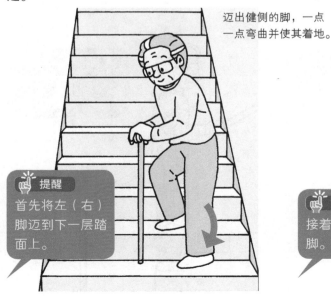

提醒
首先将左（右）脚迈到下一层踏面上。

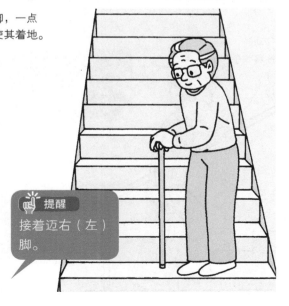

提醒
接着迈右（左）脚。

第8章 行走的护理 使用扶手上下楼梯 自理

用手紧抓扶手以保持身体平衡并支撑身体

上楼梯时 偏瘫

步骤 1 用健侧的手抓住扶手

站在楼梯前，轻轻伸出健侧的手紧紧抓住位于身体前面一些的扶手。

> 💡 提醒
> 请用右（左）手抓住扶手。

确认扶手位于健侧。如果健侧没有扶手，则可以使用拐杖。

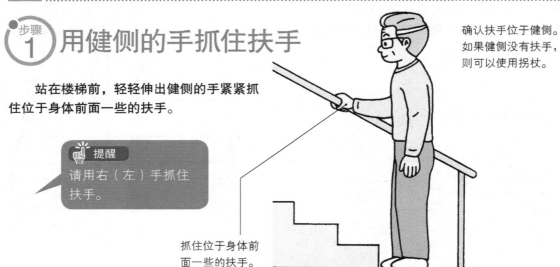

抓住位于身体前面一些的扶手。

步骤 2 先抬起健侧的脚，放到上一层踏面上，再抬起身体

先将健侧的脚放到上一层踏面上，然后将身体的重心放在该脚上，再抬起患侧的身体。

重复步骤1 ~ 2的动作。

移动时，不要握着扶手。

> 💡 提醒
> 请将右（左）脚抬到上一层踏面。

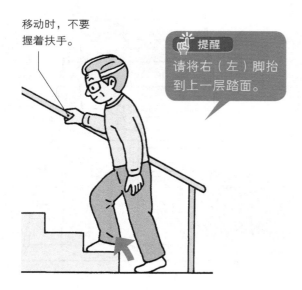

> 💡 提醒
> 请将左（右）脚抬到上一层踏面。

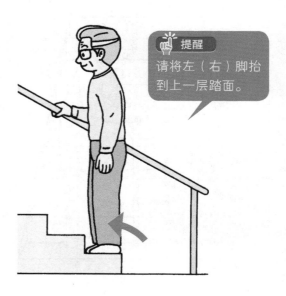

下楼梯时 偏瘫

步骤 1 用健侧的手抓住扶手

和上楼梯时一样，轻轻伸出健侧的手紧紧抓住扶手。

也可以和123页一样，侧身下楼梯。上楼梯也是一样。

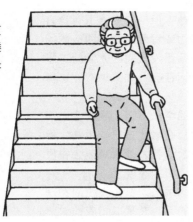

视线稍微向前看。

需要注意：如果扶手抓得太靠下就会导致身体前倾，很危险。

提醒
请用左（右）手紧紧抓住扶手。

将身体重心放在健侧的脚上。

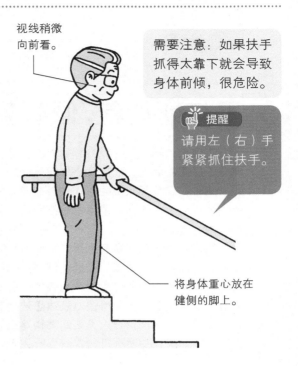

步骤 2 按照患侧→健侧的顺序依次下楼梯，双脚站在一起

用健侧的脚和扶手支撑身体的重心，同时伸出患侧的脚下一个踏面，接着迈下健侧的脚，双脚站在一起。

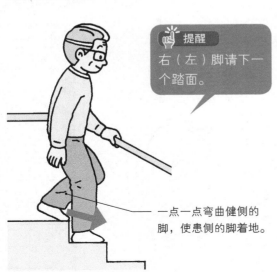

提醒
右（左）脚请下一个踏面。

一点一点弯曲健侧的脚，使患侧的脚着地。

提醒
接下来请迈左（右）脚。

重复步骤1～2的动作下楼梯。

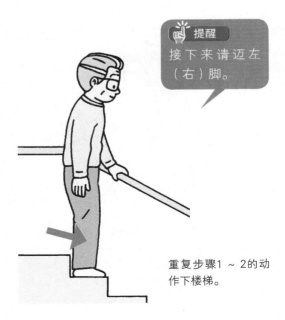

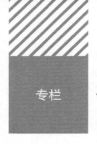

不打断话茬，倾听到最后

　　护理人员本意是积极地和老人打招呼沟通，但是如果遇上有语言障碍等疾病的老人，往往会出现无法好好说话或者无法立即回应的问题。此时，您会怎么做呢？您是否在老人的话还没说完的时候就迫不及待地说出下一句话，或者中途打断他们的话茬呢？如果您存在这样的行为，请立即改正。

　　每个人的说话节奏各不相同，随着年龄的增长，老人经常会出现语言跟不上思维的情况。虽然他们很努力地想要表达自己的想法，但是如果由于护理人员自身的原因被单方面打断话茬，老人可能会畏畏缩缩或者有愧疚感，接着便对表达想法持有消极的态度了。

　　护理人员与被护理人员之间要构建良好的关系，首先就需要护理人员心胸开阔，中途不打岔，耐心听完老人的话，并采取相应的对策。

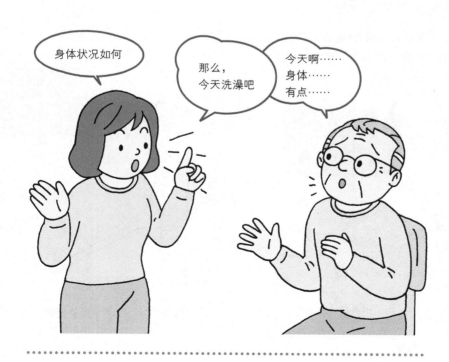

第9章

饮食的护理

饮食不仅是为身体补充营养，还是生活中的一大乐趣所在。特别是对卧床不起的老人而言，可以给他们单调枯燥的生活平添几分色彩。请掌握让老人满怀期待并大快朵颐的技术吧！

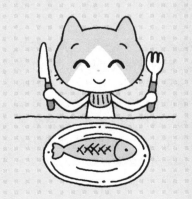

饮食的重要性

"饮食"等于"生存"

■■ 对饮食满怀期待

饮食并不仅仅是为补充身体所必需的营养，如果能通过享用美味的食物而获得饱腹这一满足感，那么老人就会充满活力，情绪也会高涨。

如果能和家人或者亲近之人等一边愉快交谈一边进食，这份快乐就会翻倍。请努力营造各种快乐的气氛吧！

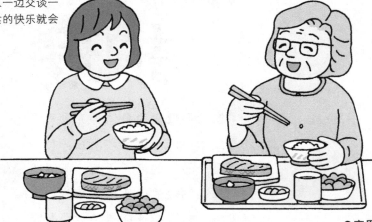

●与家人同桌进食
如果能与家人一边交谈一边进食，进食的快乐就会翻倍。

●注意姿势
调节餐桌、餐椅、轮椅的高度，让老人采取方便进食的姿势
（136页）

●关掉电视
如果电视开着，则老人的注意力就无法集中在进食上。

●享用应季的食材
应季的食材不仅味道鲜美，而且营养也很丰富。请把它们作为进食时的话题吧。

■■ "食从口入"的重要性

食从口入是指基于自身的意思将食物吃入体内，摄取营养。因为重病或者瘫痪，有时候老人在非自己主观意识控制的情况下，不得不接受胃造瘘或点滴的治疗。如果这一状态持续，不仅会导致大脑和身体的机能衰退，甚至会丧失生存的意志。在此之前，即便老人处于身体不自由的状态，也尽量让其食从口入。

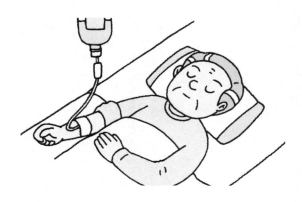

■■ "没有食欲"时的应对方法

有时候老人会出现明明想不出什么特殊原因却没有食欲的情况。虽然护理人员可能会担心老人是否由于身体状况不好导致而觉得不安，但在很多情况下，老人是受精神方面的影响而没有食欲。如果医生诊断老人的身体没有特殊异常，请采取下面的应对方法。

食欲下降的原因

运动量降低

一般来说，老人由于运动量降低，和年轻气盛的时期相比，整体的能量消耗会降低。

味觉、嗅觉、视觉降低

由于年龄增长，老人的味觉、嗅觉和视觉等都会弱化，对食物的口味、气味、颜色等感觉就会变得迟钝。

情绪不稳定

由于身体机能的衰退和环境的变化，老人会产生孤独感、丧失感、疏远感等，情绪容易变得不稳定。

让老人进食的技巧

让老人度过充满活力的每一天

如果老人在力所能及的范围内活动身体，度过充满活力的每一天，他们自然而然就会觉得肚子饿了。

吃喜欢的食物

在考虑营养均衡的同时，将老人喜欢的菜品加入菜单中。

等老人产生饥饿感

不勉强老人进食，也可以等到他们有饥饿感时再说。

外出进食

有时候去稍微高档的饭店等与平时不同的地方进食，就可以刺激老人的食欲。

叫外卖

偶尔叫外卖或者使用送货上门也是一个好办法。对护理人员而言，也可以减轻负担，让自己放松放松。

聚餐

与家人一起进食是很重要的，但有时候也可以和朋友等亲近的人一起聚餐。

■ 一家团圆乐享火锅等

偶尔可以全家团聚吃吃火锅。吃火锅可以享用大量的鱼类、肉类、豆腐、蔬菜，也可以很好地摄入水分。

如果将鱼或者肉做成丸子或者肉末山药糕，老人也可以方便享用。在全家人围在一起吃火锅这样热闹的氛围中，老人的食欲应该也会大增吧！

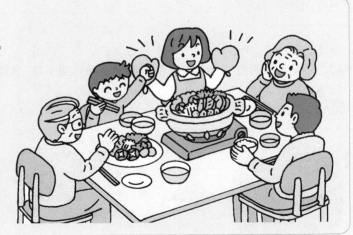

饮食营养均衡的重要性

特别是把容易摄入不足的蛋白质积极加入到菜单中

██ 老人容易摄入不足的营养元素

随着年龄的增长，老人会喜欢上清淡的口味，容易对油脂较多的食物敬而远之，而且食量也会减少。我们很容易觉得无油且少量的进食有助于防止肥胖并对身体有益，实际上这会造成营养不均衡的后果。老人特别容易发生下述营养元素摄入不足的问题。请将这些营养元素巧妙地加入到每天的菜单中吧。

蛋白质
主要构成血和肉。如果蛋白质不足，就会造成免疫力和肾脏功能的低下。

维生素
调整身体状态。增强对抗细菌等的能力。保持皮肤健康。

矿物质（无机质）
作为骨骼、牙齿、血液等的成分，调整身体状态。如果矿物质不足，就会造成骨质疏松症、贫血等问题。

食物纤维
通便，吸收有害物质。有防止生活习惯病的功效。

██ 营养不良的可怕之处

营养不良是指保持身体健康所必需的进食的能量和蛋白质不足的状态。老人如果营养不良，会造成各种身体机能的低下。如果长期处在营养不良的状态，有时候还会导致卧床不起。

● 营养不良的恶性循环

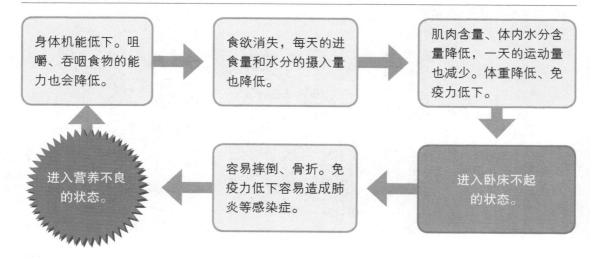

身体机能低下。咀嚼、吞咽食物的能力也会降低。

食欲消失，每天的进食量和水分的摄入量也降低。

肌肉含量、体内水分含量降低，一天的运动量也减少。体重降低、免疫力低下。

进入营养不良的状态。

容易摔倒、骨折。免疫力低下容易造成肺炎等感染症。

进入卧床不起的状态。

预防营养不良的饮食生活

不能说保证了一日三餐就没有问题了。如果营养不均衡，也容易造成营养不良。请重新调整每天的饮食菜单，使老人能摄入容易缺乏的营养元素。

摄入优质蛋白质

特别需要的营养元素是蛋白质。请多食用肉类、鱼类、鸡蛋等。

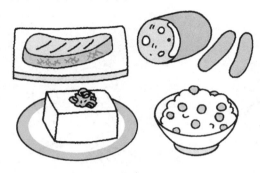

少食多餐

食量较少或者身体不舒服没有食欲时，可以少食多餐。

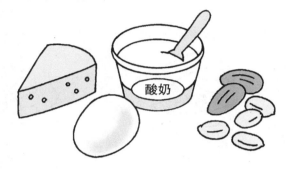

食用市场上销售的营养辅助食品

巧妙搭配用于预防营养不良的营养辅助食品。

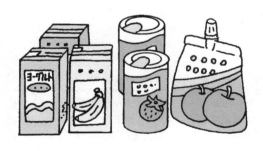

每日测量体重

体重减少也是营养不良的信号之一。每天测量体重进行确认。

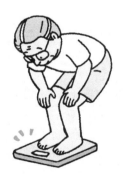

忙碌时预防营养不良的办法

当护理人员疲于准备各种菜肴时，也可以添加罐头类食品或者购买超市和便利店销售的家常菜。建议在甜品中加入酸奶，制作蛋浇饭、味增汤或者在杂烩粥中加入鸡蛋。

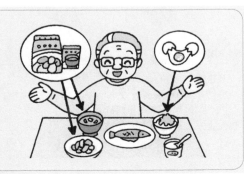

第9章 饮食的护理

充分吞咽的方法

勾芡或者加入油脂,比较容易吞咽

■■ 确认老人吞咽食物的能力

随着年龄的增长,老人吞咽食物的能力也会衰退,容易在进食时被噎住或呛住。首先,请采用下述简单的方式确认老人的吞咽能力。

①手轻轻放在老人的喉咙上。

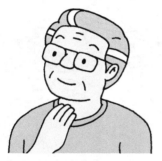

护理人员将手指尖轻轻放在老人的喉部。

②让其吞口水

咕咚

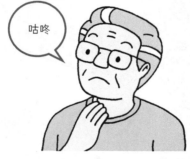

手指轻触老人的喉部,出声提醒老人吞一口口水。

③确认喉头的动作

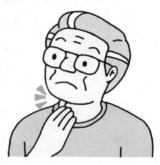

老人用力吞口水时,如果喉头往上动,则说明还有吞咽能力。

■■ 无法好好吞咽食物的理由

①无法充分咀嚼食物。

由于牙齿不好等原因,老人无法嚼细食物的话,就无法吞咽下去。

②食物太大块。

舌头会将被切细的食物分解成小块。如果嘴巴和舌头无法灵活活动,则无法好好吞咽食物。

③吞咽能力衰退。

吞咽食物的动作被称为"吞咽反射"。如果这项反射功能衰退,老人就无法灵活吞咽,有时候会被呛住。

●对策1

· 制作柔软的食物,这样便无须将食物切成小块。

注意 如果事先将食物切碎,会导致食物进入牙缝而不方便进食。

●对策2

· 为了便于老人吞咽,可以为食物勾芡或者切成老人可以一口吞下的大小。

· 如果将汤水做得黏稠,就可以慢慢滑过喉咙,这样老人吞咽时就不会被呛住。

注意 如果只是切碎,不容易在口中整理,而且纯粹的液体会迅速经过喉咙,容易导致老人被呛住。

使食物易于吞咽的方法

　　使食物顺畅地滑过喉咙，这是使食物易于吞咽的关键之处。使用山慈菇粉等勾芡使食物变得黏稠，或者加入油脂含量高的食材。

勾芡

●山慈菇粉

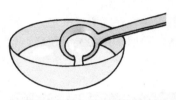

在汤汁或炖菜中少量多次加入溶水后的山慈菇粉（山慈菇粉1份，水2份），一边加热一边搅拌。

●明胶

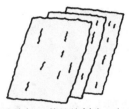

将明胶加入茶等饮料中，加热后会变得黏稠而易于吞咽。

●增稠剂

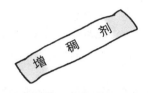

市面上销售的增稠剂可以方便调节黏稠度。有固体食物用增稠剂和液体食物用增稠剂。

加入油脂

●用蛋黄酱等凉拌

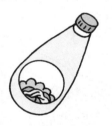

用油脂含量高的蛋黄酱或色拉调料等凉拌的话，食物容易在口中混合，便于吞咽。

●加入油脂含量高的食品

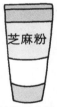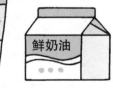

使用芝麻粉、鲜奶油、葱花金枪鱼泥等油脂含量高的食材在菜单上下功夫，但是需要注意避免油脂的过度使用。

小火慢炖

●炖到食物柔软

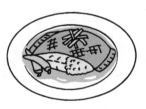

将鲽鱼等白肉鱼和萝卜等根茎类蔬菜用小火慢炖使其变软。食用时切成适当的大小。

■ 不方便吃的食材有哪些

　　醋拌凉菜、饼类、烤海苔等似乎深受老人喜爱的食物有时候也需要注意。充分判断老人的状态之后再将其加入到菜单中吧。

- 硬质的肉类和蔬菜
- 纤维较多的蔬菜和水果
- 黏性较强的饼和糯米团子（容易堵塞喉咙）
- 韭菜和金针菇等（容易塞牙，留在口中）
- 没有水分的面包、曲奇

- 黄豆粉等粉状食物
- 海苔、裙带菜等（有时候会黏在喉咙上）
- 香味较重的醋拌凉菜等（容易噎住）
- 面类（长条状的乌冬面等）

使食物方便入口的方法

在烹饪方法上下功夫或使用自助餐具使进食变得快乐

在烹饪方法上下功夫

在烹饪方法上下功夫，使由于咀嚼能力和吞咽能力低下而容易对进食敬而远之的老人也能轻松吃下食物。

在准确把握老人哪一项饮食功能衰退的基础上，调节食物的量和大小、硬度、黏度、浓稠度等状态。

如果老人的咀嚼能力衰退，可以用菜刀在食物上划几刀，并采用炖烂的方式来烹饪。如果是吞咽能力衰退，可以采用勾芡等技巧。

	主食	主菜	副菜
易于咀嚼	[米饭] • 煮软一些 • 煮成粥 五倍粥［米1份，水5份］ 十倍粥［米1/2份，水5份］ [面条类、面包等] • 面条类要切短 • 避免太筋道的面条类 • 把面包泡在牛奶中等，使其变软	[肉] • 选择脂肪含量适中的部位（里脊肉、鸡腿等） • 去筋，使其柔软 [鱼] • 选择加热后不会变硬的鱼（鳕鱼、鲽鱼）	[蔬菜] • 切菜时从与纤维垂直的方向下刀 • 厚度为5~8mm • 切划痕或者修整平滑 • 煮软 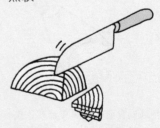
易于吞咽	[米饭] • 用研磨棒或者料理机等将粥搅拌成糊状 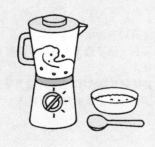	[肉] • 炖烂到可以用筷子夹断的硬度 [鱼] • 柔软的鱼肉稍微煮熟之后再用筛网过滤 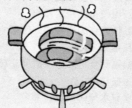	[蔬菜] • 煮软 • 勾芡成团 • 如果是煮的蔬菜，煮到汤汁收汁为止 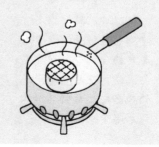

使用自助餐具

如果由于肌力衰退或瘫痪而无法灵活活动手指的话，老人无法自己将食物送到口中，有时候进食也是一种压力，而自力更生进食会有成就感，使进食成为一件乐事。

近年来，使老人易于进食的自助餐具的种类越来越丰富。选择时请确认使用者的状态，以及自助餐具的功能、尺寸和重量。

使食物方便入口的方法

筷子、刀叉、汤匙

●带有弹簧的筷子

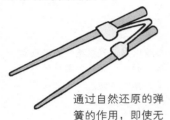

通过自然还原的弹簧的作用，即使无法进行精细运动的人也可以轻松使用。

●握把较粗的叉子、汤匙

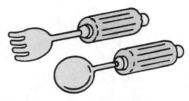

带有由聚氨酯材料制成的粗握把，即使握力较差的人也可以握紧。

●多功能汤匙

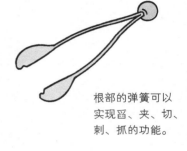

根部的弹簧可以实现舀、夹、切、刺、抓的功能。

食器类

●易于进食的碟子

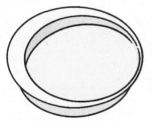

单侧较深，可以把食物聚集在一起，便于舀起。

●带手柄的碗

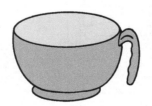

带有大型手柄，防止碗掉落。

●倾斜的杯子

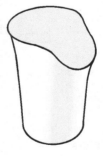

裁掉与鼻子接触的部分，使老人无须过于低头就能喝到水。

●碗垫

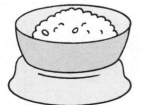

装在饭碗下面，使饭碗不易翻倒的硅胶碗垫。

●吸管杯

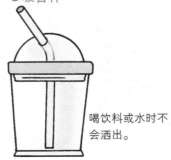

喝饮料或水时不会洒出。

●防滑垫

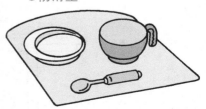

放在防滑垫上的食器不易滑动，使老人单手也可以轻松拿到食物。

进食姿势

坐在椅子深处，以稍微前倾的姿势进食

进食时的正确姿势

在吞咽食物时，我们会无意识地收下巴，因为这样可以使食道变宽，食物更容易下咽。

要保持这个状态，需要尽量坐在椅子深处，采取身体稍微前倾的姿势。

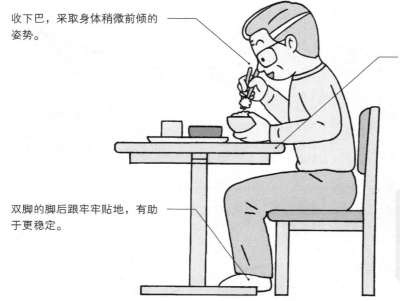

收下巴，采取身体稍微前倾的姿势。

餐桌的最佳高度是手肘放在餐桌上时，上臂与前臂大约弯曲成直角的位置。

双脚的脚后跟牢牢贴地，有助于更稳定。

椅背尽量选择直立型的，坐在椅子深处。如果老人患有偏瘫的话，使用带扶手的椅子会更方便。

 这样不好！！

弯腰驼背
如果过于在意前倾而采取弯腰驼背的姿势，食物会进入气管，容易呛住。

坐得太靠前
如果坐得太靠前，坐到感觉快往下掉的位置，脚部就需要用力，逼使身体处于紧张状态，不易进食。

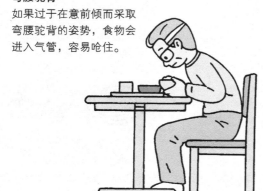

在床上进食的姿势

即使平时都是躺着的，进食时还是注意让老人坐在床上吃吧。如果只是躺在护理床上抬起上半身，很难做到前倾的姿势。如果必须躺在护理床上，请坐直上半身再吃。

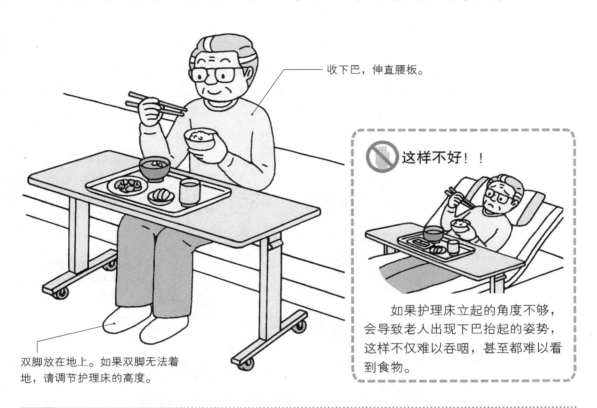

收下巴，伸直腰板。

双脚放在地上。如果双脚无法着地，请调节护理床的高度。

这样不好！！

如果护理床立起的角度不够，会导致老人出现下巴抬起的姿势，这样不仅难以吞咽，甚至都难以看到食物。

进食姿势

在轮椅上进食的姿势

如果难以将老人转移到餐椅上进食，则让其直接坐在轮椅上进食即可。如果靠背角度太大，则可以在老人背后垫一个坐垫，使其容易采取前倾的姿势。

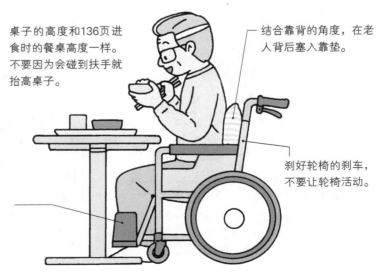

桌子的高度和136页进食时的餐桌高度一样。不要因为会碰到扶手就抬高桌子。

结合靠背的角度，在老人背后塞入靠垫。

刹好轮椅的刹车，不要让轮椅活动。

可以取下或抬起脚踏，使老人双脚放在地上。

饮食护理的注意要点

坐在旁边，食物从下方往上喂

坐在老人旁边帮忙

如果老人患有偏瘫或者阿尔茨海默病而无法自行进食时，护理人员需要从旁护理。此时，护理人员可以坐在老人旁边一起用餐。这样可以了解老人进食的速度和顺序，以便提供更好的帮助。

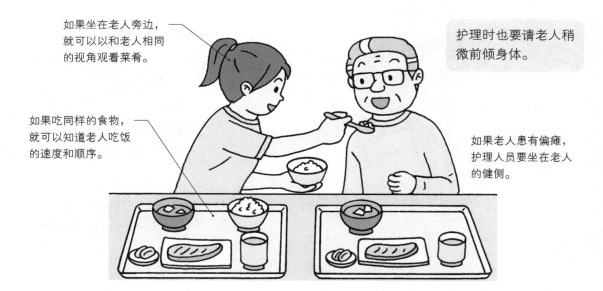

如果坐在老人旁边，就可以以和老人相同的视角观看菜肴。

如果吃同样的食物，就可以知道老人吃饭的速度和顺序。

护理时也要请老人稍微前倾身体。

如果老人患有偏瘫，护理人员要坐在老人的健侧。

 这样不好！！

站姿进行饮食护理

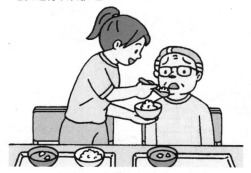

如果护理人员站立，那么将食物送到老人口中的位置就会偏高，导致老人无法采取前倾的姿势，从而难以吞咽食物。

面对面喂食

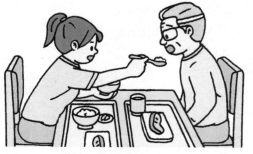

乍一眼看上去这是很不错的方法，但是如果护理人员坐在对面，有些老人可能无法安静下来吃饭。

食物从下方送到口中

进食的基本姿势是身体稍微前倾。因为如果抬头吃饭，吞咽食物时会被呛到或者造成吞咽障碍。此外，在护理老人进食时，务必将汤匙从嘴巴下方的位置往上喂。

①汤匙中放入适量的食物

询问老人想吃的食物，舀半汤匙左右的量。

汤匙的大小要适合嘴巴的大小。

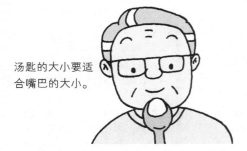

②从稍微低于嘴巴的位置往上喂

从稍微低于嘴巴的位置往上将汤匙送入口中，将食物放在舌头中央。

一口的分量为半汤匙左右。

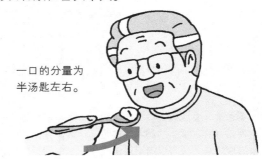

③从斜上方拔出汤匙

食物入口后请老人闭上嘴，沿着其上唇往斜上方拔出汤匙。

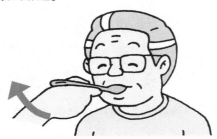

> 🚫 **这样不好！！**
>
> 如果将汤匙从嘴巴上方放入老人口中，容易导致其被呛住或者误咽。请务必从下方往上喂。

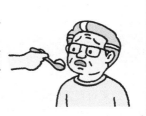

在床上进行饮食护理

● 侧躺时

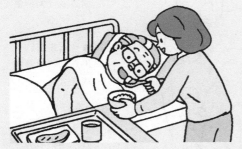

患侧朝上，在老人头部和背后塞入卷起的毛巾或垫子垫高头部，使老人易于吞咽食物。

● 仰卧时

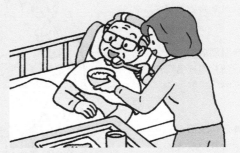

不仅要将护理床摇起使老人抬起上半身，还需要在其头下放入垫子等，以免其下巴抬起。

餐后口腔护理
清除仅靠刷牙无法清除的食物残渣

口腔护理的重要性

餐后刷牙是保持牙齿清洁不可或缺的一项工作。口腔中的食物残渣还会黏附在牙龈、舌头和脸颊内侧。如果对这些食物残渣置之不理，可能会引发牙周炎等疾病，所以口腔护理的目的在于将食物残渣清除干净，保持口腔环境的清洁。

促进唾液分泌

如果口腔较脏，将难以分泌唾液，而口腔干燥会使细菌容易繁殖。

通过清除食物残渣，保持口腔清洁并施加适当的刺激来进行口腔护理，便可以渐渐促进唾液的分泌。

预防肺炎

多发于老人的误吸性肺炎是指残留在口中的食物残渣或者细菌进入肺部后引起的疾病。

充分进行口腔护理，保持口腔清洁以使细菌无法繁殖的话，可以预防误吸性肺炎的发生。

预防阿尔茨海默病

通过进行口腔护理，保持口腔清洁，可以防止牙周炎和龋齿的发生。

如果可以用自己的牙齿充分咀嚼食物，不仅可以避免出现营养不良的状态，还能给大脑施加适当的刺激，具有预防阿尔茨海默病的效果。

容易堆积食物残渣的地方

如果仔细刷牙，可以清除掉大半牙齿本身的食物残渣，但是，除牙齿以外的部分还可能残留着食物残渣。请仔细观察老人的口腔。

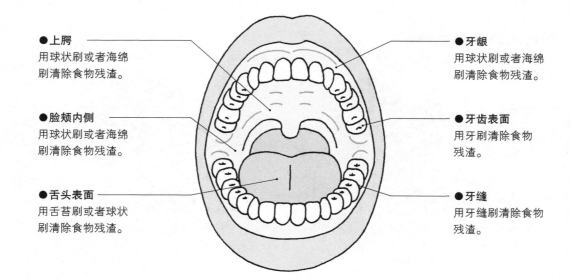

●上腭
用球状刷或者海绵刷清除食物残渣。

●脸颊内侧
用球状刷或者海绵刷清除食物残渣。

●舌头表面
用舌苔刷或者球状刷清除食物残渣。

●牙龈
用球状刷或者海绵刷清除食物残渣。

●牙齿表面
用牙刷清除食物残渣。

●牙缝
用牙缝刷清除食物残渣。

口腔护理的步骤

　　口腔护理的步骤和一般的刷牙步骤大同小异。如果除了牙刷之外还准备了牙缝刷等物品，就应先漱口使口腔湿润，然后按照牙齿—黏膜—舌头的顺序进行清洁，最后不要忘记再漱口。

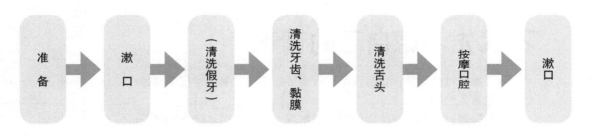

准备 → 漱口 → （清洗假牙） → 清洗牙齿、黏膜 → 清洗舌头 → 按摩口腔 → 漱口

清洗假牙

　　清洗假牙时，使用专用的假牙用牙刷或者刷子等。容易藏污纳垢的牙缝和内侧需要特别仔细清洗。因为牙膏中含有研磨剂，会给假牙造成细微的划痕，所以请使用假牙专用清洗剂。

使用假牙专用牙刷清洗

　　用假牙专用牙刷在流水下清洗。假牙的耐撞击性较弱，容易破裂，所以请在下方放一个装了水的洗脸盆。

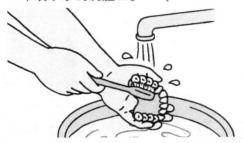

使用假牙专用清洗剂的注意事项

　　假牙专用清洗剂具有使污垢浮起的效果，但是无法清除夹在牙缝中的污垢等。请务必使用刷子。

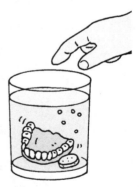

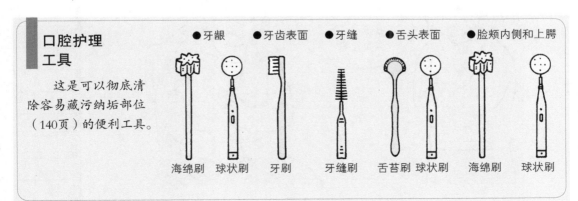

口腔护理工具

　　这是可以彻底清除容易藏污纳垢部位（140页）的便利工具。

● 牙龈　　● 牙齿表面　　● 牙缝　　● 舌头表面　　● 脸颊内侧和上腭

海绵刷　球状刷　牙刷　牙缝刷　舌苔刷　球状刷　海绵刷　球状刷

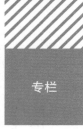

不优先考虑自己的情况

除了提醒过的之外，还有许多护理误区。在接下来的专栏中，将介绍一些常见的案例。

在家护理时，如何充分做好家务和护理的平衡是相当棘手的问题。

"虽然很想尽量细心地照料老人，但无奈家务堆积如山，没有时间。"在这种情况下，我们会不知不觉就在护理过程中以速度优先，这是非常危险的行为。例如，由于很想赶快收拾，就催促老人快点吃完，有时候会使老人紧张，导致出现误咽的状况。

在穿、脱衣服时，明明多花些时间老人就可以自行完成，护理人员却过于优先考虑效率，而自己一手操办了。这也是违反了"尽量让老人做力所能及之事"的护理基本原则的行为，即不让老人发挥残存的能力，阻碍老人自力更生。虽然保持家庭环境舒适的家务是很重要的，但是更重要的是让老人安心生活，尽量自立。请改变做家务的思维方式，尽可能地灵活应对。

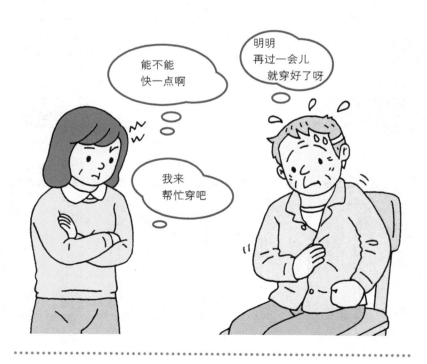

第**10**章

沐浴的护理

虽说沐浴是件使人身心愉悦之事，但从护理角度来说也隐藏着跌倒及溺水等各种危险。本章将介绍安全沐浴的护理技巧。

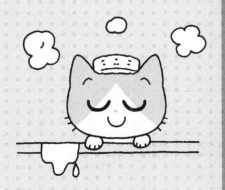

沐浴劝导

令其愉快沐浴是件重要的事

沐浴的效果

大多数的老人都喜欢沐浴，但也有老人碍于行动不便，又不想让家人见到裸体、害怕在浴室跌倒等而对沐浴敬而远之。应让老人重新认识到沐浴不仅仅是使人身心愉悦之事，更有多种功效，从而劝导其进行沐浴。

保持清洁

可以洗去身体的污垢，保持清洁，维护健康、美丽的肌肤、毛发，同时也可预防感染及皮肤损伤，还可预防褥疮。

促进新陈代谢

热水温暖身体使毛细血管扩张，促进新陈代谢，同时受水压影响积聚在脚底的血液被推回心脏，继而加快血液循环。

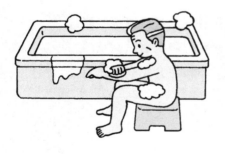
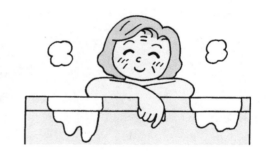

放松身心

全身浸泡到温暖的热水里，身心都能得到放松，同时在清爽的沐浴中为生活带来节奏感，心情也会改善。

兼具康复效果

在热水中，借助浮力身体变得灵活起来，同时由于水的阻力，在浴缸中活动身体也可获得轻运动的同等效果。

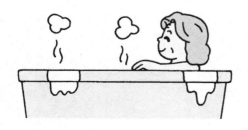

理想的沐浴环境

浴室存在跌倒或溺水的安全隐患，也是家中死亡事故多发的场所。因此创造一个让老人能够安心沐浴的环境，更能使之放松身心，从而最大限度地达到沐浴效果。

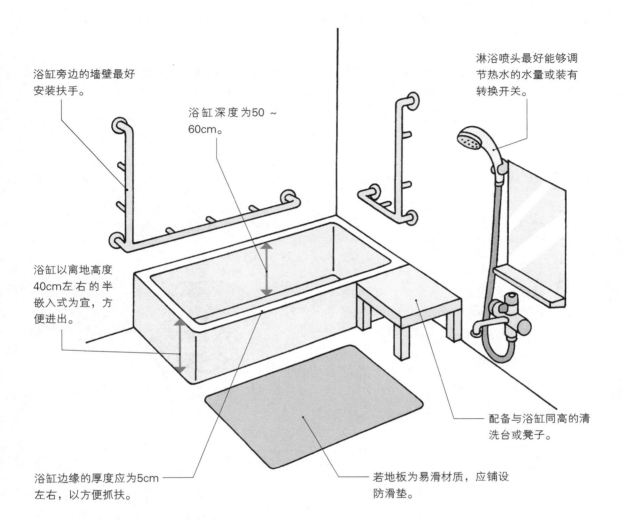

浴缸旁边的墙壁最好安装扶手。

浴缸深度为50～60cm。

淋浴喷头最好能够调节热水的水量或装有转换开关。

浴缸以离地高度40cm左右的半嵌入式为宜，方便进出。

配备与浴缸同高的清洗台或凳子。

浴缸边缘的厚度应为5cm左右，以方便抓扶。

若地板为易滑材质，应铺设防滑垫。

沐浴劝导

▌若不放心在自家沐浴

若由于经济原因无法提供无障碍浴室，或在护理人员年龄较大无法单独照顾沐浴等让老人在自家沐浴存在困难的情况下，可选择上门沐浴护理服务。专职人员通过移动沐浴车或移动式浴缸让老人在家沐浴。服务内容及费用负担根据地区会有所不同，请事先咨询。

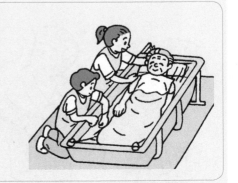

沐浴时的注意要点

应留意温度的急剧变化

■■ 沐浴前应确认事项

虽然沐浴具有多种功效，但泡在热水里本身就会消耗大量能量，这将有可能消耗过多体力，给身体造成较大的负担。不少老人都喜欢享受沐浴，但应事先查明身体状态，当出现与平常不同的状态时应酌情暂缓沐浴，因此仔细观察尤为重要。

沐浴前的确认要点

- ☐ 体温是否正常
  （37℃以下没有问题）
- ☐ 脉搏及血压值是否正常
- ☐ 是否患有感冒
- ☐ 脸色是否异常
- ☐ 皮肤是否有炎症及伤口
- ☐ 是否过度空腹
- ☐ 是否如厕完毕等

补充水分

在沐浴过程中会大量出汗。为防止脱水，沐浴前应结合身体状况让其补充1杯水。

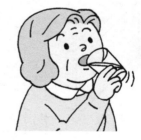

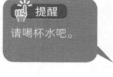

提醒
请喝杯水吧。

向家里人打声招呼

老人独自沐浴，发生事故时的应对将相对滞后，因此沐浴前请务必与家人打声招呼。

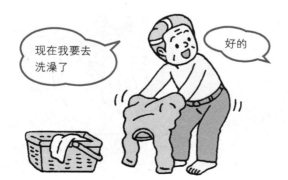

现在我要去洗澡了

好的

事先预热更衣室

若浴室与更衣室的温差太大则脱衣时体温将急剧下降，引起血压上升，继而可能引发心肌梗死或中风，因此冬季沐浴时应事先使用暖气等设施预热更衣室。

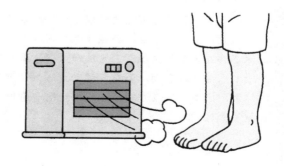

沐浴过程的注意要点

沐浴前要确认水温

浸入热水时，血管将急剧收缩引起血压上升。虽然在老人当中有不少人都喜欢温度较高的热水，但最好应让其在温水中悠然自得地泡澡。

提醒

水温会不会太热呀？

进行半身浴

以往都认为"热水浸泡到肩膀"最好，但由于全身浴时胸腔受水压影响会对心脏造成负担，因此应将胸腔露出水面进行半身浴。

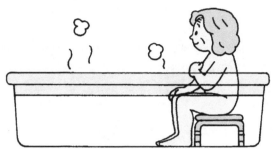

缓慢出浴

出浴缸时若突然站起，将引起血压下降，不仅会头晕目眩，还存在跌倒的危险。应握住扶手缓慢站起。

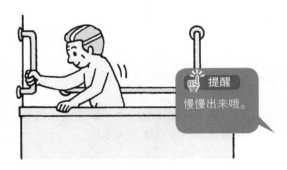

提醒

慢慢出来哦。

防止溺水的小窍门

在大浴缸沐浴时，存在身体打滑沉到水里导致溺水的危险。若在无扶手的情况下，可在浴缸上横放一个盖板来支撑身体。

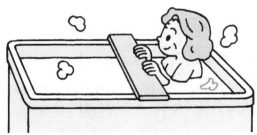

沐浴后的关怀

沐浴后，应检查其是否有头晕或不舒服等身体状况，并尽快擦干身上的水分以防止着凉。仔细确认皮肤状态，若过于干燥应涂抹保湿霜，同时，别忘了沐浴后还要补充水分。

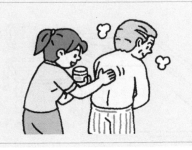

147

出入浴缸 [自理]

借助与浴缸同高的沐浴凳（椅）自主入浴

■■ 进入浴缸 [偏瘫]

步骤 1 坐上沐浴椅，双脚先后进入浴缸

首先，坐到浴缸旁的沐浴椅上。用健侧的手扶住浴缸边缘或扶手以支撑身体，双脚先后进入浴缸。

> **提醒**
> 请抬起脚放入浴缸。

在偏瘫的情况下，健侧的腿先进入浴缸。接着用健侧的手抬起患侧的腿放入浴缸。

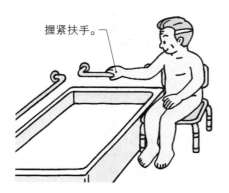

握紧扶手。

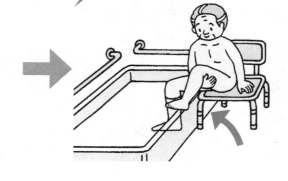

步骤 2 身体前倾坐到浴缸边缘

双脚进入浴缸后，身体往前倾，双手扶住浴缸边缘或扶手，将臀部挪到浴缸边缘。

步骤 3 身体泡入水中

单手扶住浴缸的另一侧边缘，以半蹲姿势臀部向下使身体泡入水中。

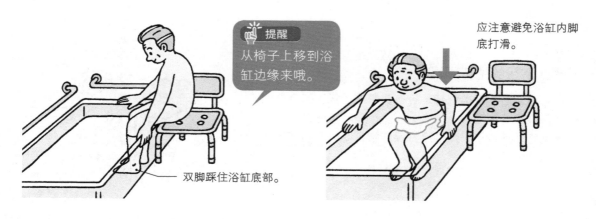

> **提醒**
> 从椅子上移到浴缸边缘来哦。

双脚踩住浴缸底部。

应注意避免浴缸内脚底打滑。

出浴缸 偏瘫

步骤 1 抬起臀部，坐到沐浴椅上

双手握住浴缸两边或扶手，收回双脚，然后双手支撑身体缓缓站起，转身坐向浴缸旁的沐浴椅上。

> **提醒**
> 请身体向前，抬起臀部。

> **提醒**
> 请将臀部朝向浴缸边缘坐下。

若有扶手，可握住扶手。

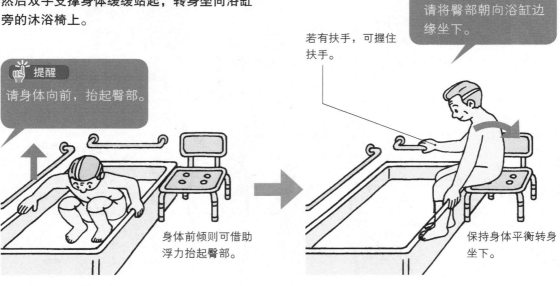

身体前倾则可借助浮力抬起臀部。

保持身体平衡转身坐下。

步骤 2 伸出一只脚

移坐到沐浴椅后，先抬出患侧的腿。

> **提醒**
> 请慢慢抬脚并伸出浴缸吧。

用健侧的手抬出患侧的腿。

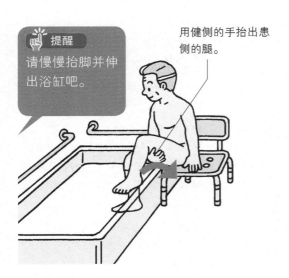

步骤 3 伸出另一只脚

将先伸出的脚踩稳地面以保持身体平衡，之后另一只脚也从浴缸里伸出。

利用浴缸边缘或扶手支撑身体。

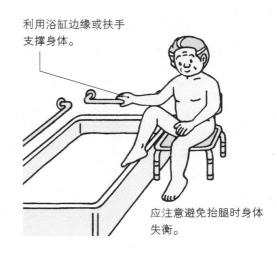

应注意避免抬腿时身体失衡。

第10章
沐浴的护理

进入浴缸 护理

护理人员在旁支撑动作

步骤 1 扶住浴缸边缘

即便半身不遂，借助沐浴椅也可安全入浴。健侧的身体朝向浴缸坐下，护理人员紧随在旁。

 提醒

进到浴缸里吧。

护理人员紧随其侧。

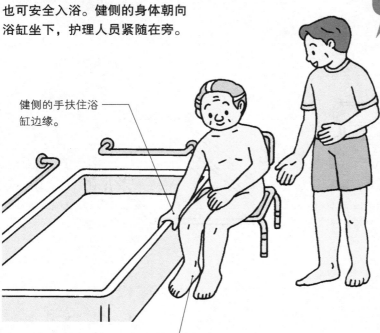

健侧的手扶住浴缸边缘。

双脚踩稳地面。

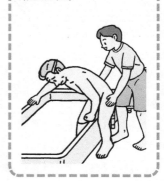

🚫 **这样不好！！**

即便有护理人员在旁，直接抬起臀部跨入浴缸也容易导致身体失衡，极其危险。

安全确认 沐浴前确认脚下

浴室的地板多为瓷砖材质，遇水则容易打滑。为防止跌倒，应铺设防滑垫，同时，应将香皂、沐浴海绵等移到别处，避免放于脚下。

香皂

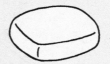

沐浴海绵

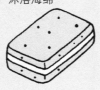

沐浴前应确认水温

根据喜好，最舒适的水温为夏季36 ~ 38℃，冬季38 ~ 40℃。浴缸注满水后，首先，护理人员应确认水温是否适宜。若水温适宜，则让老人用手伸入水中试温，确认完毕后方可沐浴。

步骤 ② 健侧的腿进入浴缸

用健侧的手扶住浴缸边缘或扶手支撑住身体，同时抬起健侧的腿，缓缓伸入浴缸。

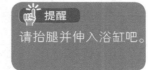

提醒
请抬腿并伸入浴缸吧。

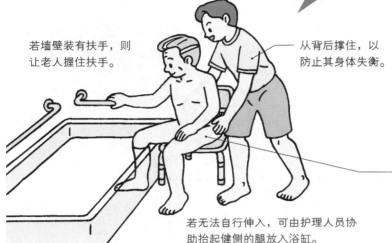

若墙壁装有扶手，则让老人握住扶手。

从背后撑住，以防止其身体失衡。

若无法自行伸入，可由护理人员协助抬起健侧的腿放入浴缸。

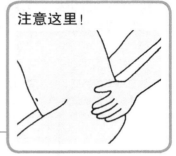

注意这里！

手掌撑起两侧腰部。请勿用力抓住。

步骤 ③ 患侧的腿进入浴缸

用健侧的手抬起患侧的腿，缓缓放入浴缸。若无法做到，可由护理人员按如下方法抬起放入。

护理人员协助握住脚腕及膝盖使老人抬起腿。

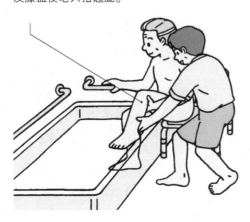

步骤 ④ 扶住浴缸边缘或扶手，身体泡入水中

老人的双脚进入浴缸后，让其用健侧的手扶住浴缸边缘或扶手，身体缓缓泡入水中。

提醒
请慢慢蹲下来哦。

从前倾姿势一点一点往下坐。

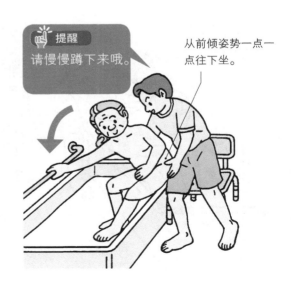

出浴缸 护理

以上半身前倾姿势站起，患侧的腿先出

步骤 1 收回双腿，扶住浴缸边缘

出浴缸时，在浮力的作用下较容易站起。首先，扶住浴缸边缘以稳住身体，然后将健侧的腿收回至身前。

> 👆 提醒
>
> 请将右（左）腿收回身前吧。

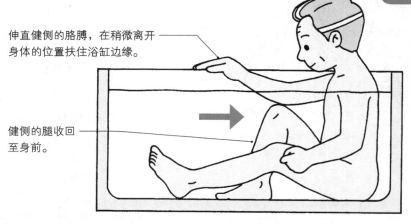

伸直健侧的胳膊，在稍微离开身体的位置扶住浴缸边缘。

健侧的腿收回至身前。

步骤 2 身体前倾，抬起臀部

护理人员双手扶住老人的臀部往前推，而不是向上抬。

让老人扶住浴缸边缘抬起臀部，身体前倾。护理人员双手护住老人的臀部。

注意这里！

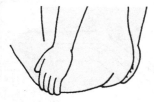

支撑臀部并非用手抓住，而是用手掌夹住两侧。

步骤 ③ 将老人的臀部引导至沐浴椅坐下

当老人抬起臀部，开始站起时，应将其引导至沐浴椅。坐姿不稳时，应提醒其抬起臀部重新坐好。

提醒
请将臀部坐到椅子上吧。

确认老人的双脚是否踩稳浴缸底部。

确认身体是否稳定。

提醒
身体会摇晃吗？

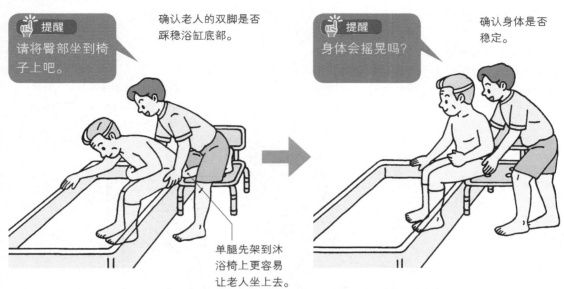

单腿先架到沐浴椅上更容易让老人坐上去。

步骤 ④ 患侧的腿移出浴缸

确认老人扶好浴缸边缘撑住身体后，护理人员抬起其患侧的腿缓缓移出浴缸。

提醒
把这条腿移出来吧。

单手撑住老人的背部，防止其倒下。

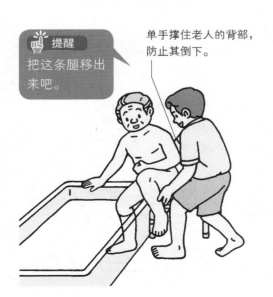

步骤 ⑤ 健侧的腿也伸出浴缸

让老人把患侧的腿放到地面后，提醒其自主将健侧的腿也伸出浴缸外。

老人若抬腿困难则由护理人员协助抬起。

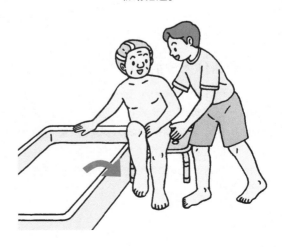

153

浴缸内的姿势

上半身前倾，扶住浴缸边缘

浴缸内的稳定姿势

浴缸内，由于浮力的作用身体容易浮起而重心不稳。应采取上半身前倾的姿势，手扶住浴缸边缘、脚掌撑住浴缸内壁以稳定身体，安心沐浴。

应采取上半身前倾的姿势，若采取后仰的姿势则会重心不稳。

伸开手臂扶住或架在浴缸边缘，也可握住配备的扶手。

若浴缸底部易打滑，应铺上防滑垫。

膝盖微微弯曲，保持脚掌撑住浴缸内壁的状态。

▌若身体无法前倾

存在由于肌肉力量衰退而无法支撑身体、受浮力影响导致身体后仰、无法通过自身的力量前倾等状况。此时，应由护理人员自老人背后用双手轻轻将其腰部往后拉，并用手轻轻按住老人的背部以保持稳定姿势。

把老人的腰部往后拉，并用手轻轻按住其背部。

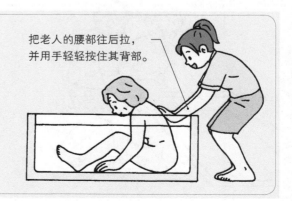

■ 稳定姿势的小窍门

当浴缸较宽敞时

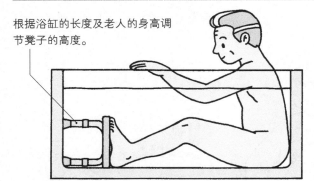

根据浴缸的长度及老人的身高调节凳子的高度。

在身体矮小或浴缸的长度较长而脚底无法够到浴缸内壁的情况下，可将沐浴凳之类的物品横放于浴缸底部，之后用脚踩住凳子以稳住身体。

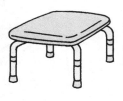

沐浴凳
应选择高度可调节、凳脚装有吸盘的类型。

当浴缸较深时

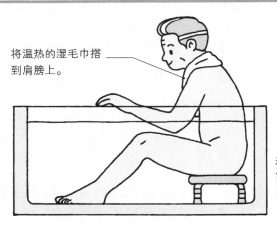

将温热的湿毛巾搭到肩膀上。

在浴缸较深导致脸离水面太近，或身体上浮而无法采取前倾姿势的情况下，可将沐浴凳放入浴缸后坐在沐浴凳上，从而使上半身更容易前倾。

若坐到沐浴凳上后上半身过于露出水面，则可将温热的湿毛巾搭到肩膀上以防止着凉。

当身体倒向一边时

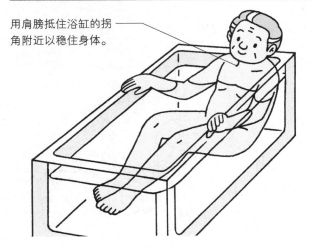

用肩膀抵住浴缸的拐角附近以稳住身体。

半身不遂者，或在浴缸的宽度较大的情况下，身体容易倒向一边。此时应用身体抵住浴缸的拐角，双手扶住边缘以支撑身体。

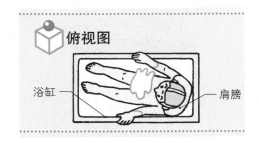

俯视图

浴缸　　　　　肩膀

清洗身体

坐在沐浴凳上，尽量自力更生

■■ 清洗后背 [自理]

清洗后背时，毛巾打上香皂，抓住两端来回搓动。

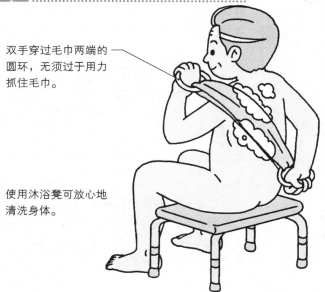

双手穿过毛巾两端的圆环，无须过于用力抓住毛巾。

使用沐浴凳可放心地清洗身体。

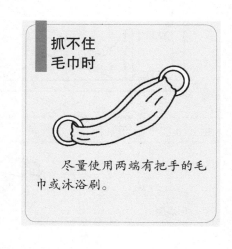

抓不住毛巾时

尽量使用两端有把手的毛巾或沐浴刷。

■■ 清洗臀部 [自理]

坐在沐浴凳上，移动身体的重心交替抬起臀部两边清洗。若身体倾斜时重心不稳，则应由护理人员帮忙撑住。

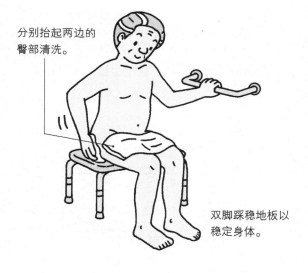

分别抬起两边的臀部清洗。

双脚踩稳地板以稳定身体。

■■ 清洗四肢 [护理]

若在偏瘫的情况下无法自主清洗健侧边，则应由护理人员进行清洗。清洗腿部时应让老人坐在可调节高度的沐浴凳上，采取较舒服的姿势。

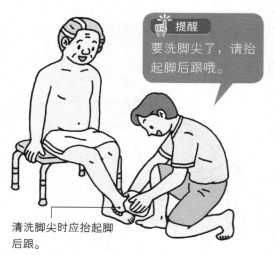

提醒

要洗脚尖了，请抬起脚后跟哦。

清洗脚尖时应抬起脚后跟。

■■ 清洗臀部 护理

　　提醒其借助沐浴凳或扶手、浴缸边缘等支撑身体，采取上半身前倾的姿势。护理人员站在侧面为其清洗臀部。

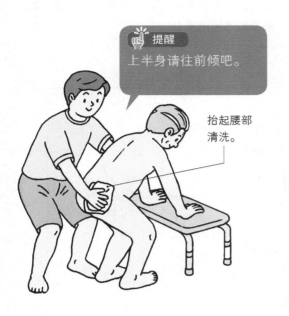

提醒
上半身请往前倾吧。

抬起腰部清洗。

■■ 清洗后背 护理

　　与清洗臀部相同，让其采取上半身前倾的姿势。长时间保持同一姿势将会产生疲劳，因此应注意把握时间。

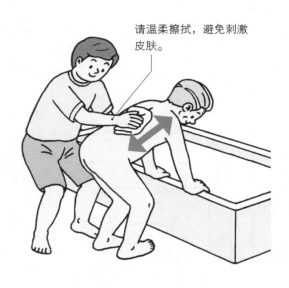

请温柔擦拭，避免刺激皮肤。

清洗身体

■■ 局部沐浴（手浴）

　　即便无法全身沐浴，也应进行局部沐浴以保持神清气爽。手部较易脏，宜每日清洗。

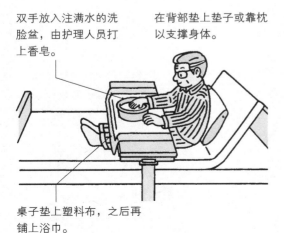

双手放入注满水的洗脸盆，由护理人员打上香皂。

在背部垫上垫子或靠枕以支撑身体。

桌子垫上塑料布，之后再铺上浴巾。

■■ 局部沐浴（足浴）

　　让其把脚伸入装有40℃左右热水的专用足浴盆或水桶进行清洗。足部温暖则全身的血液循环都顺畅，效果接近于全身沐浴。

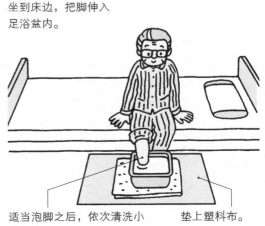

坐到床边，把脚伸入足浴盆内。

适当泡脚之后，依次清洗小腿—脚踝—脚尖。

垫上塑料布。

洗发 护理

有了洗发垫,卧床也没问题

步骤 1 准备洗发垫

借助洗发垫,卧床也可清洗头发。头部周围可配套使用塑料布、浴巾、洗发垫,并采取如下图的姿势。

头部靠向垫子一侧躺下。

把脖子及胸前垫上毛巾以防浸湿。

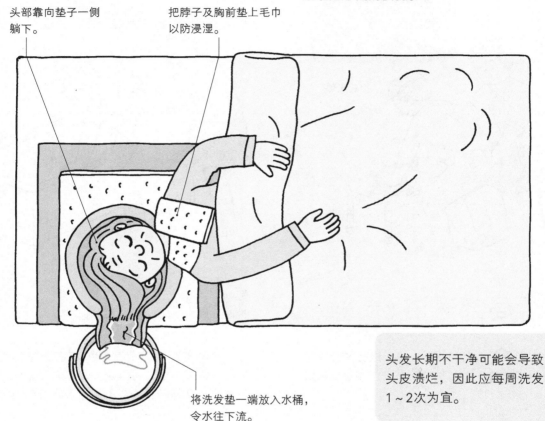

将洗发垫一端放入水桶,令水往下流。

头发长期不干净可能会导致头皮溃烂,因此应每周洗发1~2次为宜。

制作洗发垫

①浴巾沿长边卷成筒状,装入长筒丝袜,开口处用橡皮筋固定住。

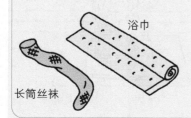

长筒丝袜　浴巾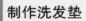

②将①弯成U形装入大塑料袋的底部。

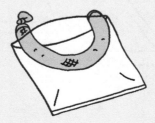

③挤压塑料袋中部排出空气,然后两端分别用晾衣夹子夹住。

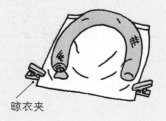

晾衣夹

步骤 ② 用洗发水洗发

用水壶等将40℃左右的热水来回淋洒到全部头发上，然后取适量的洗发水打出泡沫清洗头发。

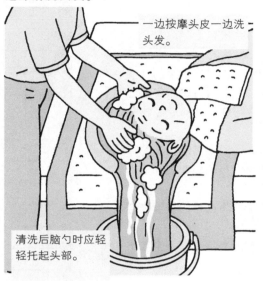

一边按摩头皮一边洗头发。

清洗后脑勺时应轻轻托起头部。

步骤 ③ 用热水冲洗头发

用毛巾适当擦掉泡沫，淋上热水冲掉洗发水及护发素，确保无残留。

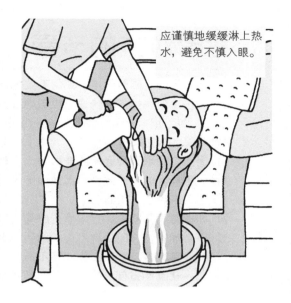

应谨慎地缓缓淋上热水，避免不慎入眼。

步骤 ④ 吹干头发

用干净毛巾擦掉头发上残留的水分，之后用吹风机吹干。头发完全干透后，用梳子梳理。

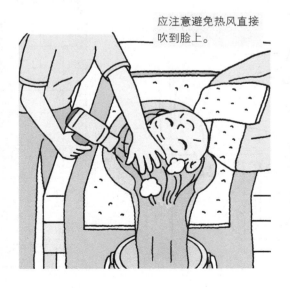

应注意避免热风直接吹到脸上。

躺在被褥上时如何洗发

使用洗发垫的方法，也适用于躺在被褥上。将垫被对折垫高头部，再依次铺上塑料布、浴巾、洗发垫。此时，头部离地较近，因此可直接使用洗脸盆接水。

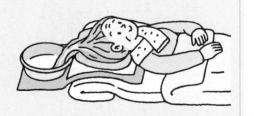

若垫被较薄，对折后高度还是不够的话，可垫上坐垫。

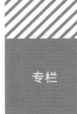

考虑对方的节奏

　　在一天的有限时间里，如何高效地进行护理尤为重要，然而，倘若过分注重效率优先而快速、机械地进行护理动作，对方会做何感想呢？"虽然动作利索，但总觉得好粗暴啊""感觉自己被当成了物品对待"等，未免有些不愉快。

　　老人与护理人员之间的身体动作、思考方式、对话等生活节奏存在很大差异。如果一味地考虑效率优先而将护理人员的节奏强加于人，对于老人来说是一大痛苦。

　　即使时间再紧迫，也应事先统筹把握接下来即将进行的护理内容，做好万全准备，方能从容不迫、周到地进行护理。

　　要兼顾家务及护理工作实属不易，若从对方的表情及言行中看出了变化，就应反省自身的护理工作是否有不到之处了。

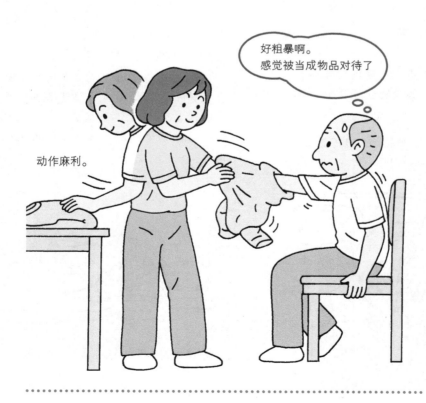

第11章

更衣的护理

更衣不仅是一个好的卫生习惯，对老人来说也是一个心情转换的机会，并且，通过自己更衣还可以轻松地获得成就感。本章将主要介绍自主更衣的方法。

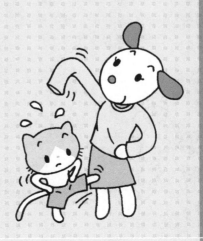

更衣的重要性

不仅可以保持清洁，还能为生活打造节奏感

更衣的效果

和饮食、如厕不同，更衣在人类生活中并不是性命攸关的事情。然而，更衣具有保持清洁、打造生活节奏、转换心情等各种效果，在实际生活中它是不可或缺的行为，即便多花些时间也没有关系。请让老人养成每天更衣的习惯。

保持清洁

虽然老人每天的活动量要少于年轻时期，但出乎意料的是，他们的衣服仍会因为出汗和新陈代谢而变脏。请让他们每天更换内衣、内裤以保持清洁吧。

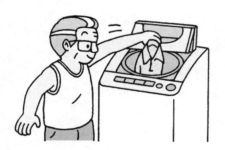

打造生活节奏

随着在床上度过时间的增加，老人容易出现一整天都穿着睡衣的情况。然而，如果和刷牙、洗脸一样，将更衣融入每天清晨的习惯中，就可以打造出生活的节奏。

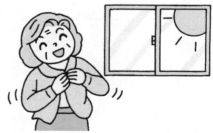

作为一种康复训练

更衣包含各种动作，如拿衣服、穿衣服、扣纽扣等。让老人自己更衣也可以作为一种康复训练。

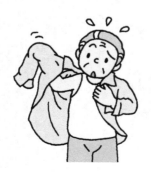

转换心情

穿上和平常不同的服装整理仪容，就这个简单的活动也能让自己神清气爽。请老人积极打扮自己，可以邀请亲朋好友来作客，也可以增加自己外出的机会。

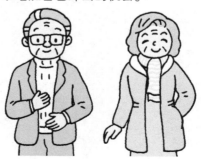

■■ 老人服装的必备要素

对因瘫痪或者患关节疾病而无法自由活动身体的老人而言，更衣是一件难事。下文介绍几个以易穿脱性为首的老人服装的必备要素。

易穿脱，方便活动

应选择前开、脖子周围宽松的衣服。请选择合身的尺寸。

衣服的尺寸太小会妨碍身体的动作，而过大的话，又存在踩到裤脚、引发事故的危险。

体温调节

老人的体温调节功能和感知气温变化的功能衰退。请通过多穿轻薄的衣服等来充分地调节体温。

耐洗

为了经常保持清洁，衣服要选择即使反复清洗也不会缩水或者洗破的结实布料。

设计安全

装饰较多的衣服或者设计精细的衣服可能会钩到别的东西或者被脚踩到而导致老人摔倒。

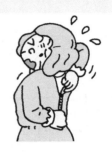

■■ 适合用作老人衣服的布料

有适度伸缩性、光滑性的布料

老人衣服的首要条件就是易穿脱性。

如果是具有适度伸缩性的布料，老人就可以拉扯衣服，使用健侧的身体自己穿脱。

而且，如果是光滑触感的布料，还容易滑动，方便身体穿上。

低刺激性的布料

老人的皮肤容易干燥，对刺激敏感，所以触感粗糙的布料容易导致不舒适感和出现湿疹等皮肤问题。

有些人穿化纤布料的服装会觉得发痒。如果是干燥肌肤，请选择100％棉等天然材质的布料。

有保温性、透气性的布料

请为体温调节能力弱的老人选择在身体和衣服之间制造温暖空气层的、具有高保温性的布料。

虽然保温性高，但是透气性差、热气闷在其中的布料会闷汗，在外面气温低时，容易感冒。建议选择透气性佳、吸湿性强的衣服。

在透气性佳的棉内衣裤外面穿保温性高的针织衫，并频繁更换内衣裤。在这类叠穿的方式上下功夫也是很重要的。

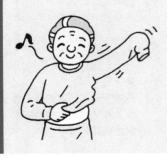

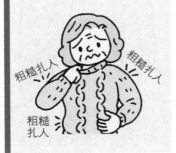

粗糙扎人

粗糙扎人

粗糙扎人

易穿脱的衣服

第11章
更衣的护理

基本原则是选择稍宽松的衣服、现有衣服可稍做改动以便易于穿脱

■ 易于穿脱的安全衣服

不易穿脱的衣服不仅会造成老人的压力，也会成为他们对更衣敬而远之的原因。请参考下述要点，选择易于穿脱的衣服。服装店也有面向老人的服饰区，可以前去挑选。

●老人衣服的挑选要点

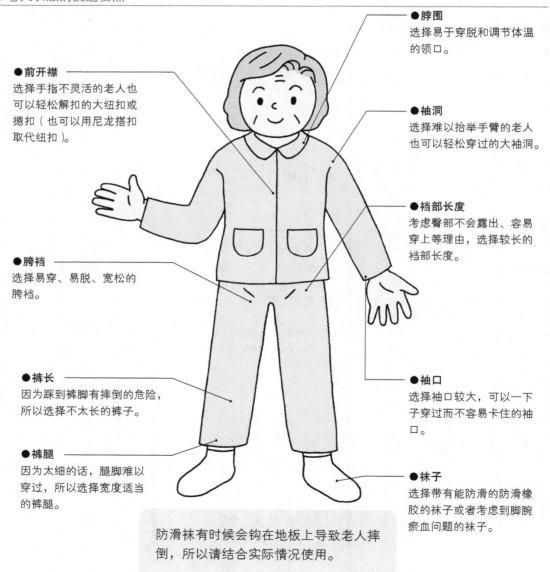

●脖围
选择易于穿脱和调节体温的领口。

●前开襟
选择手指不灵活的老人也可以轻松解扣的大纽扣或摁扣（也可以用尼龙搭扣取代纽扣）。

●袖洞
选择难以抬举手臂的老人也可以轻松穿过的大袖洞。

●裆部长度
考虑臀部不会露出、容易穿上等理由，选择较长的裆部长度。

●胯裆
选择易穿、易脱、宽松的胯裆。

●裤长
因为踩到裤脚有摔倒的危险，所以选择不太长的裤子。

●裤腿
因为太细的话，腿脚难以穿过，所以选择宽度适当的裤腿。

●袖口
选择袖口较大，可以一下子穿过而不容易卡住的袖口。

●袜子
选择带有能防滑的防滑橡胶的袜子或者考虑到脚腕瘀血问题的袜子。

防滑袜有时候会钩在地板上导致老人摔倒，所以请结合实际情况使用。

加工服装，使其易于穿脱的诀窍

对老人而言，解开纽扣、脱下衣物等手指的精细动作是有难度的，现有的服装只要稍做加工就可以更方便穿脱，同时老人也会自己萌发想要更衣的意愿。这也能作为手指的康复练习。

更换为大个的纽扣

请将难以捏起的小物品、需要用到指尖力量的子母扣更换为较大的纽扣。

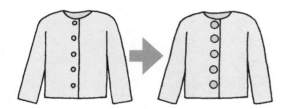

使用尼龙搭扣

易贴易撕的尼龙搭扣可以取代纽扣，也可以使用磁性纽扣。

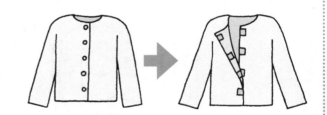

使拉链容易抓起

由于拉链的拉头大部分都很小，请加上一个较大的环或者系上丝带等，使拉链更方便拉上、拉下。

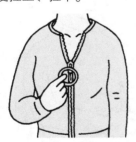

开始拉拉链时可能
需要护理人员协助。

加大领口

如果驼背，衣服的领口会被拉伸，导致领口变紧。请拆掉领口加工成V形领等。

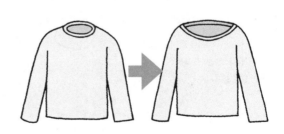

更衣时的注意事项

更衣时，老人需要脱光衣服，所以请将室温保持在23～25℃，并且，为了防止老人摔倒，请他们坐在椅子上或者床上。穿脱裤子时，请他们抓着扶手或者靠在墙壁上等，以防摔倒。

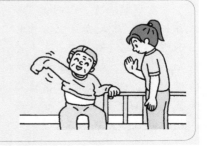

穿圆领汗衫 [自理] [偏瘫]

从瘫痪侧（患侧）开始穿衣，从非瘫痪则（健侧）开始脱衣

步骤 1 坐在椅子上，手穿过袖子

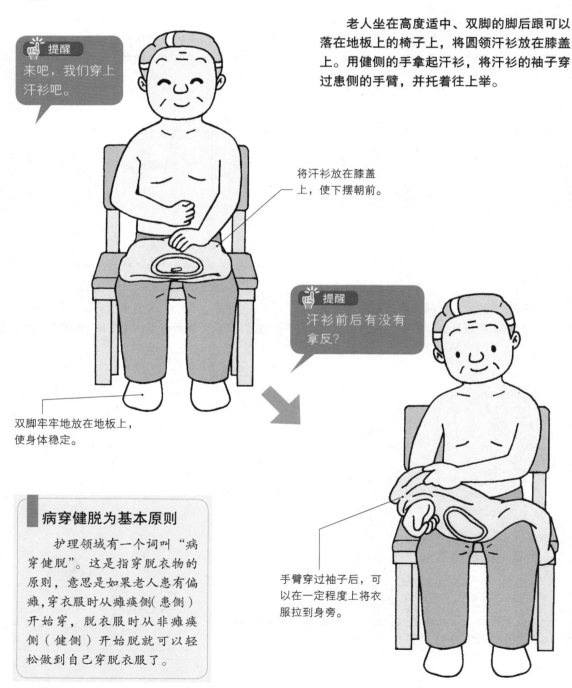

老人坐在高度适中、双脚的脚后跟可以落在地板上的椅子上，将圆领汗衫放在膝盖上。用健侧的手拿起汗衫，将汗衫的袖子穿过患侧的手臂，并托着往上举。

提醒
来吧，我们穿上汗衫吧。

将汗衫放在膝盖上，使下摆朝前。

提醒
汗衫前后有没有拿反？

双脚牢牢地放在地板上，使身体稳定。

手臂穿过袖子后，可以在一定程度上将衣服拉到身旁。

病穿健脱为基本原则

护理领域有一个词叫"病穿健脱"。这是指穿脱衣物的原则，意思是如果老人患有偏瘫，穿衣服时从瘫痪侧（患侧）开始穿，脱衣服时从非瘫痪侧（健侧）开始脱就可以轻松做到自己穿脱衣服了。

步骤 2 拉起袖子，套上汗衫

将汗衫的袖子拉到肩部后，抓住领口从脖子上往下套，让头部钻出来。套头之前应先撑开汗衫的领口。

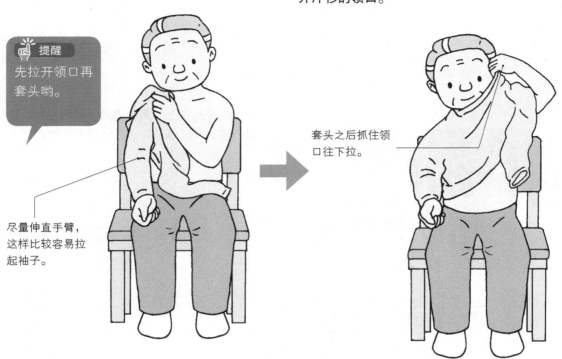

提醒
先拉开领口再套头哟。

套头之后抓住领口往下拉。

尽量伸直手臂，这样比较容易拉起袖子。

 步骤 3 穿过手臂后整理汗衫

待头部钻出领口后，将健侧的手放入另一侧的袖子，穿过它。最后往下拉汗衫，并对汗衫整体进行整理。

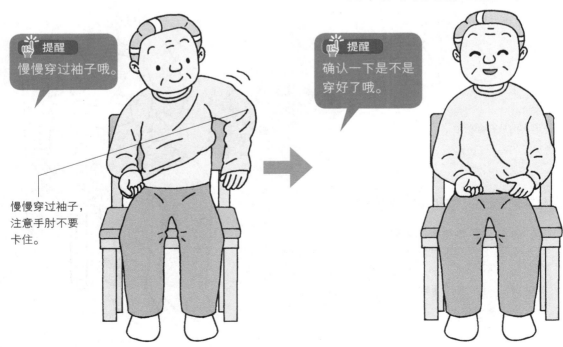

提醒
慢慢穿过袖子哦。

提醒
确认一下是不是穿好了哦。

慢慢穿过袖子，注意手肘不要卡住。

脱下圆领汗衫 自理 偏瘫

慢慢脱，不要卡住头部

步骤 1 拉起汗衫的领口

 提醒
来，我们脱下汗衫吧。

坐在椅子上，用健侧的手的拇指钩住领口，同时将汗衫从胸部往上拉到下颌附近。

用健侧的手抓住汗衫领口的前面部位。

双脚牢牢地放在地板上，使身体稳定。

提醒
慢慢脱下汗衫吧。

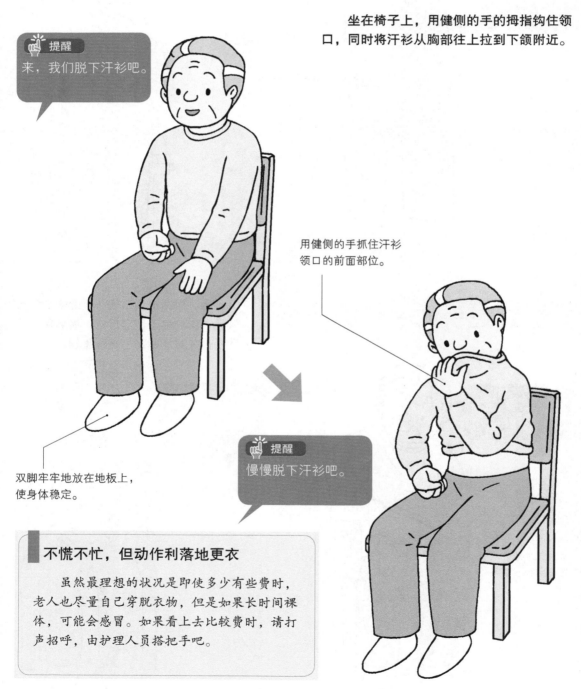

不慌不忙，但动作利落地更衣

虽然最理想的状况是即使多少有些费时，老人也尽量自己穿脱衣物，但是如果长时间裸体，可能会感冒。如果看上去比较费时，请打声招呼，由护理人员搭把手吧。

步骤 2 头钻出来，将健侧的手臂拔出来

低头，单手慢慢托起汗衫的后部，待头部钻出来后，在摇动身体的同时，将健侧的手臂拔出袖子。

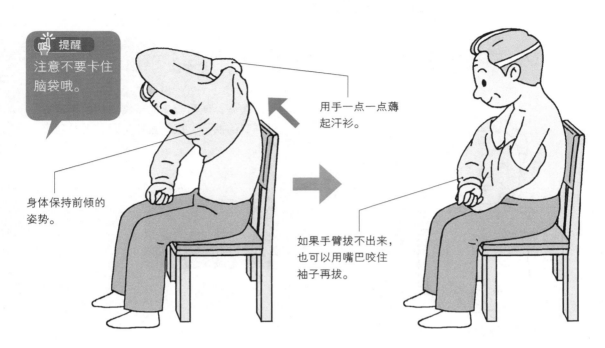

提醒
注意不要卡住脑袋哦。

用手一点一点薅起汗衫。

身体保持前倾的姿势。

如果手臂拔不出来，也可以用嘴巴咬住袖子再拔。

 步骤 3 拔出患侧的手臂

用健侧的手抓住汗衫的袖子，将汗衫慢慢从患侧的手上脱下。

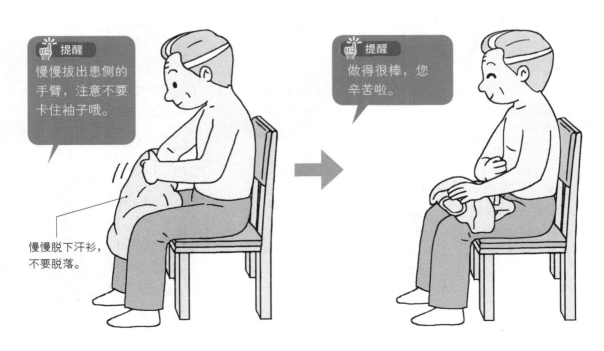

提醒
慢慢拔出患侧的手臂，注意不要卡住袖子哦。

提醒
做得很棒，您辛苦啦。

慢慢脱下汗衫，不要脱落。

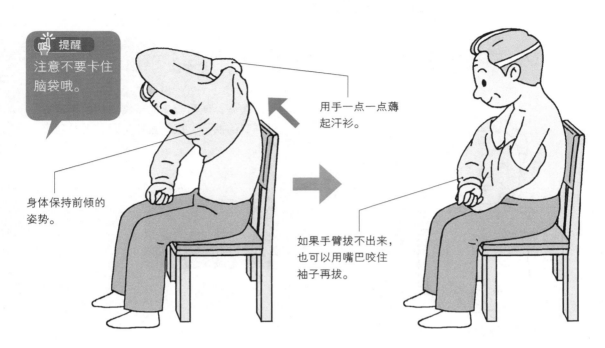

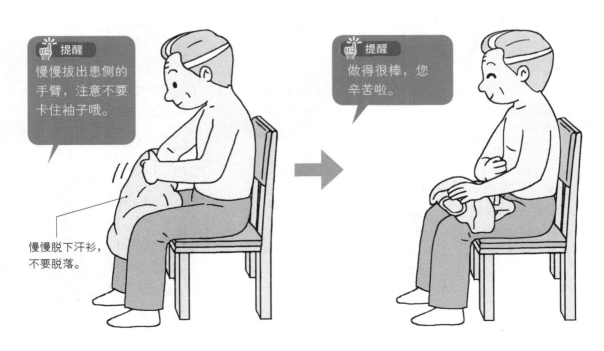

脱下圆领汗衫

169

第11章
更衣的护理

穿睡衣 自理 偏瘫

披在患侧的肩膀上之后穿过袖子

步骤 1 坐在椅子上，让患侧的手臂穿过袖子

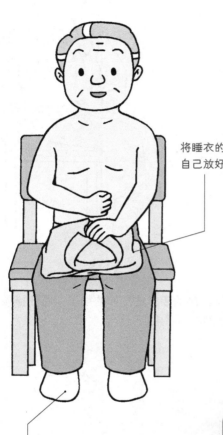

将睡衣的衣摆面向自己放好。

双脚牢牢地放在地板上，使身体稳定。

首先，使用健侧的手将患侧的手臂穿过睡衣的袖子，接着直接将睡衣上拉到肩膀上。

提醒
接下来穿睡衣吧。

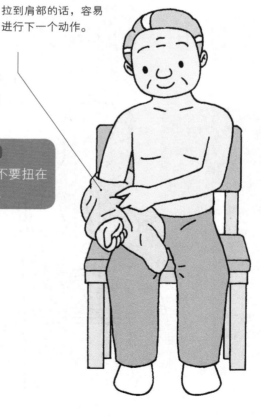

拉到肩部的话，容易进行下一个动作。

提醒
注意衣服不要扭在一起了哦。

穿衣时注意衣服不要扭曲

穿运动衫和毛衣前，不仅要确认衣服的前后面，还要确认衣服有没有扭曲。例如，如果直接套上扭曲的衣服，不仅看上去很奇怪，衣服也会凸起导致活动困难。

步骤 2 套上睡衣, 健侧的手臂穿过袖子

用健侧的手从脖子后方将睡衣拿到肩部并穿上。从睡衣的肩口将健侧的手臂塞入睡衣另一侧的袖子中。

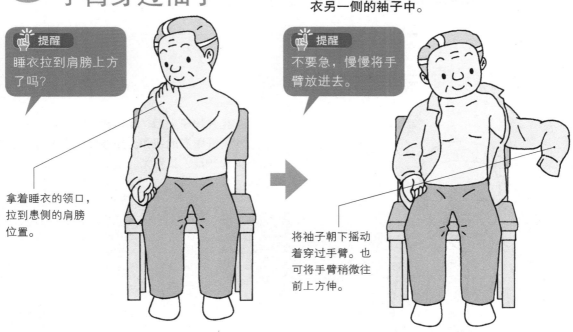

提醒
睡衣拉到肩膀上方了吗?

拿着睡衣的领口,拉到患侧的肩膀位置。

提醒
不要急, 慢慢将手臂放进去。

将袖子朝下摇动着穿过手臂。也可将手臂稍微往前上方伸。

步骤 3 从上往下扣上纽扣

用健侧的手从上往下依次扣上睡衣的纽扣, 最后确认是否全部扣好。

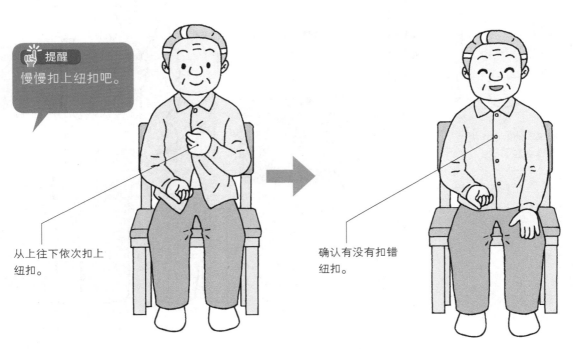

提醒
慢慢扣上纽扣吧。

从上往下依次扣上纽扣。

确认有没有扣错纽扣。

171

脱下睡衣 [自理] [偏瘫]

解开纽扣，从健侧开始脱

步骤 1 坐在椅子上解开纽扣

坐在椅子上后，使用健侧的手从上往下依次解开睡衣的纽扣。如果做起来困难，也可以由护理人员帮忙。

> 👆 **提醒**
>
> 接下来脱睡衣吧。

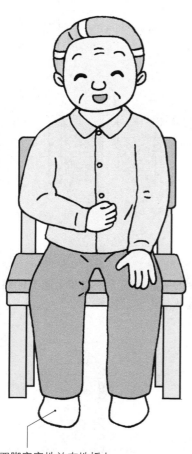

双脚牢牢地放在地板上，使身体稳定。

从上往下依次解开纽扣。

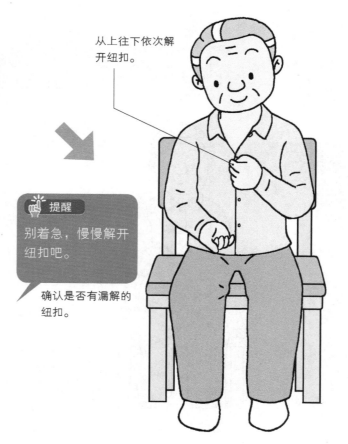

> 👆 **提醒**
>
> 别着急，慢慢解开纽扣吧。

确认是否有漏解的纽扣。

步骤 2 脱下睡衣，拔出健侧的手臂

解开所有纽扣后，将身体稍微往患侧倾斜，用健侧的手从患侧的肩膀开始脱睡衣。接下来慢慢将健侧的手臂从袖子中拔出来。

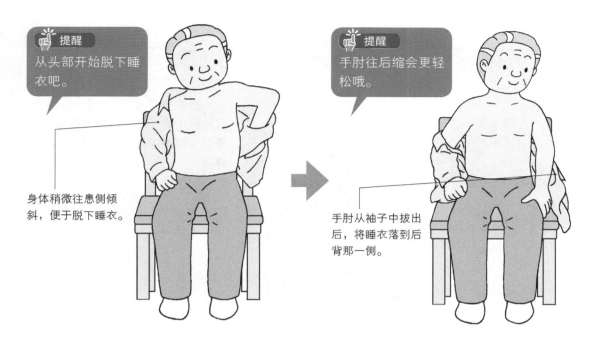

提醒

从头部开始脱下睡衣吧。

身体稍微往患侧倾斜，便于脱下睡衣。

提醒

手肘往后缩会更轻松哦。

手肘从袖子中拔出后，将睡衣落到后背那一侧。

步骤 3 拔出患侧的手臂

用健侧的手拿起还挂在患侧手臂上的睡衣，慢慢将其拔出来。

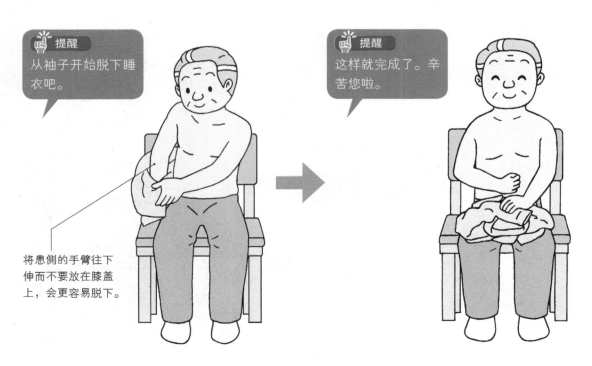

提醒

从袖子开始脱下睡衣吧。

将患侧的手臂往下伸而不要放在膝盖上，会更容易脱下。

提醒

这样就完成了。辛苦您啦。

第11章 更衣的护理

穿裤子 自理 偏瘫

从患侧开始穿，从健侧开始脱

步骤 1 坐在椅子上，将患侧的脚穿过裤子

坐在椅子上后，用健侧的手抬起患侧的脚。将患侧的脚尖穿过裤子后，慢慢将裤子往上提直到盖过膝盖。

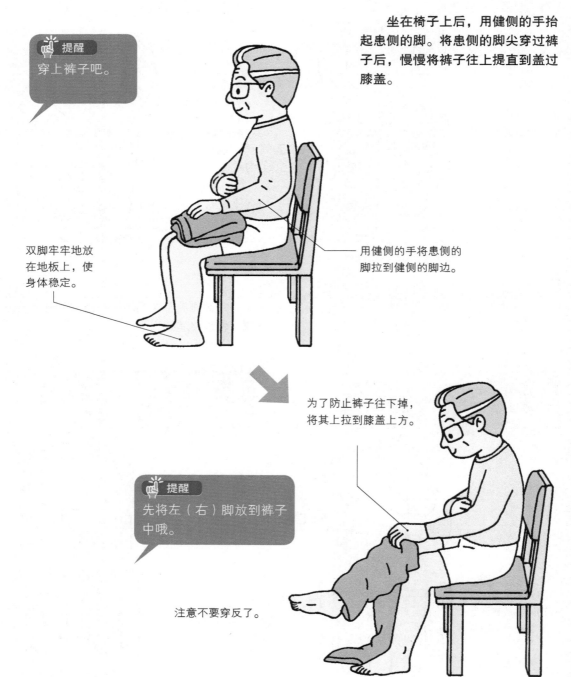

提醒
穿上裤子吧。

双脚牢牢地放在地板上，使身体稳定。

用健侧的手将患侧的脚拉到健侧的脚边。

为了防止裤子往下掉，将其上拉到膝盖上方。

提醒
先将左（右）脚放到裤子中哦。

注意不要穿反了。

步骤 2 将健侧的脚穿过裤子

健侧的脚也慢慢穿过裤子后，抬起臀部用稍微前倾的姿势慢慢将裤子往上提。

提醒
别着急，慢慢将裤子往上提吧。

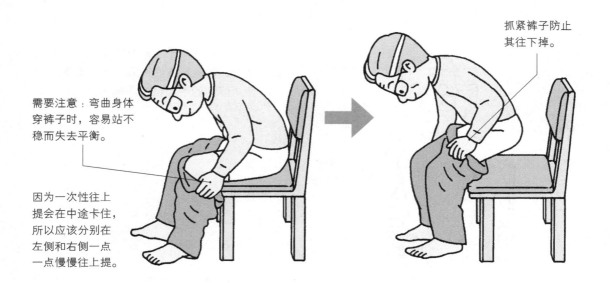

需要注意：弯曲身体穿裤子时，容易站不稳而失去平衡。

因为一次性往上提会在中途卡住，所以应该分别在左侧和右侧一点一点慢慢往上提。

抓紧裤子防止其往下掉。

步骤 3 扣上纽扣, 系好皮带

如果纽扣较小，可以安上一根绳子等使其容易抓取。由于单手系裤子的皮带不好操作，必要时可以请护理人员施以援手。

提醒
腰部太紧的话请告诉我。

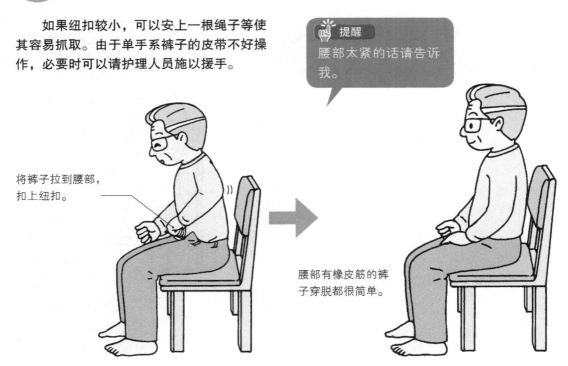

将裤子拉到腰部，扣上纽扣。

腰部有橡皮筋的裤子穿脱都很简单。

第11章
更衣的护理

脱裤子 自理 偏瘫

一点一点抬起腰部脱下裤子

步骤 **1** 坐在椅子上脱下裤子

首先，坐在椅子上解开皮带或者拉开拉链，接着，依次往左右一点一点抬起臀部，同时使用健侧的手慢慢拉下裤子。

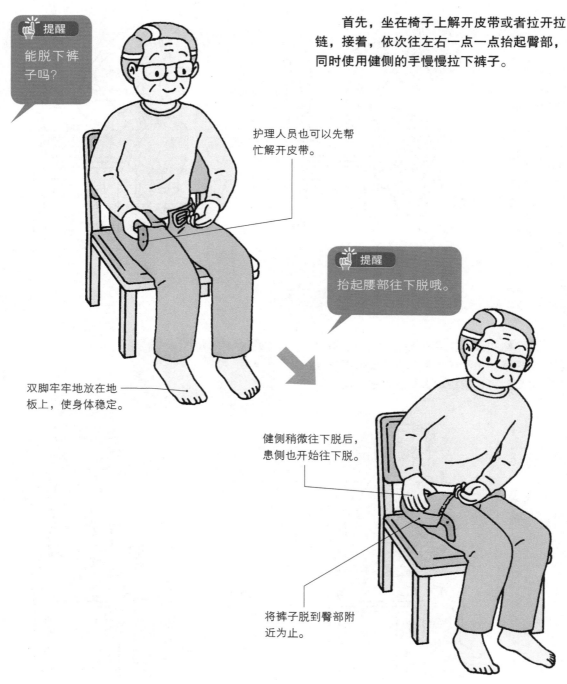

提醒

能脱下裤子吗？

护理人员也可以先帮忙解开皮带。

双脚牢牢地放在地板上，使身体稳定。

提醒

抬起腰部往下脱哦。

健侧稍微往下脱后，患侧也开始往下脱。

将裤子脱到臀部附近为止。

步骤 2 拔出健侧的脚

将健侧的裤子下拉到膝盖下方附近，抬起脚拔出来。此时姿势不稳，需要注意。

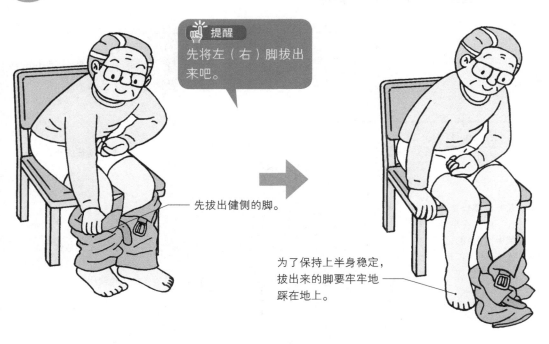

提醒
先将左（右）脚拔出来吧。

先拔出健侧的脚。

为了保持上半身稳定，拔出来的脚要牢牢地踩在地上。

步骤 3 拔出患侧的脚

用健侧的手拉住患侧的脚，将裤子从患侧的脚褪下。脚拔出来后要慢慢放在地上，以免失去平衡。

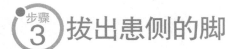

提醒
不要急，慢慢来。

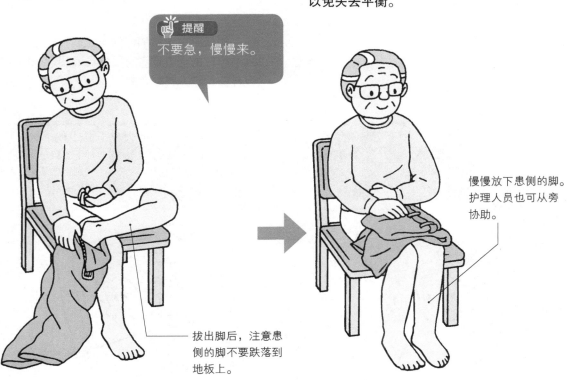

拔出脚后，注意患侧的脚不要跌落到地板上。

慢慢放下患侧的脚。护理人员也可从旁协助。

整理仪容

护理脸部和指甲有助于神清气爽

▦ 洗脸

如果上半身没有瘫痪，坐着单手也可以洗脸，所以尽量让老人自己做。

无法前往洗脸台时

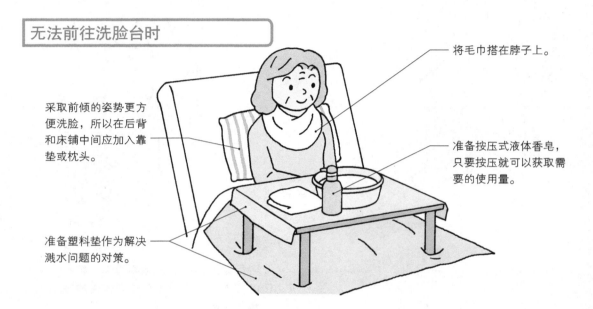

将毛巾搭在脖子上。

采取前倾的姿势更方便洗脸，所以在后背和床铺中间应加入靠垫或枕头。

准备按压式液体香皂，只要按压就可以获取需要的使用量。

准备塑料垫作为解决溅水问题的对策。

▦ 整理头发

养成早上洗脸的时候一起梳头的习惯。没有梳好的地方或者有睡觉导致翘起来的地方应由护理人员帮忙处理。

早上起床后

👆 提醒

扯到头发觉得痛的时候记得说一声哦。

先用粗齿梳子把污垢梳掉之后，再用细齿梳子整理。

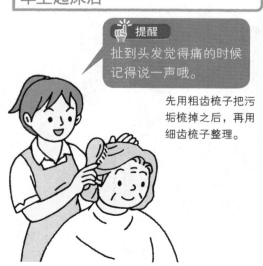

躺着时

👆 提醒

我现在帮你梳头，能不能把头扭向一边呢？

在侧躺着的老人头部下方垫一条毛巾，分别整理其左右两侧的头发。

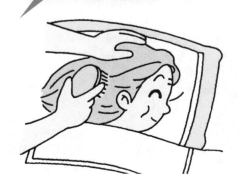

剪指甲

指甲的护理很容易忘记。如果养成沐浴后和洗脸后剪指甲的习惯就不容易忘记了，而且还不费劲。

用热水或蒸汽消毒毛巾软化指甲。

剪指甲时应仔细确认别夹到肉。

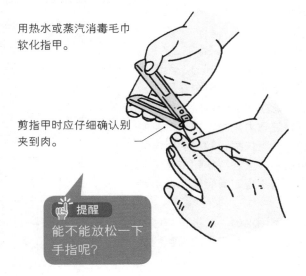

> 💡 **提醒**
> 能不能放松一下手指呢？

刮胡须

刮胡须之前应先用蒸汽消毒毛巾敷脸。等胡须软化后，拉开皱纹，且刮的时候要出声提醒。

让老人鼓起脸颊更容易刮胡须。

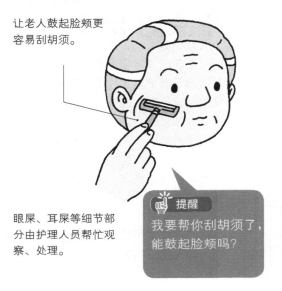

眼屎、耳屎等细节部分由护理人员帮忙观察、处理。

> 💡 **提醒**
> 我要帮你刮胡须了，能鼓起脸颊吗？

鼻腔护理

擤鼻涕

将纸巾或毛巾轻轻搭在鼻子上。

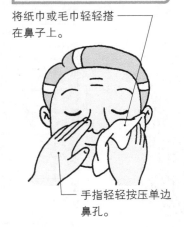

手指轻轻按压单边鼻孔。

依次按压单边鼻孔擤鼻涕。如果不好操作，则用婴儿用吸管吸出鼻涕。

清洁鼻孔

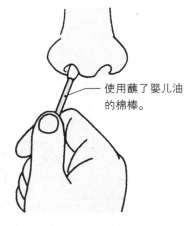

使用蘸了婴儿油的棉棒。

鼻孔也容易蓄积污垢。护理时注意不要伤害黏膜，护理完后还应顺便清理鼻子下方和周围。

仪容仪表

整理仪容和更衣有异曲同工的效果。它不仅可以使老人保持清洁，还可以增强他们的自信和满足感，从而不会害怕与人会面或者外出。对于外出机会较少的老人来说，请将整理仪容仪表和外出设为一个活动，来帮助老人扩大生活空间。

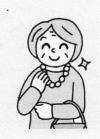

不要只关注自己
手头的事情

在考虑对方情况的前提下仔细进行护理动作是非常好的，然而，对尚未习惯护理工作的人来说，经常会出现注意力过度集中在局部，只关心自己手头的情况，而这样恰恰潜伏着意想不到的危险。

例如，翻身的时候，护理人员如果只将注意力集中在护理对象的下半身是远远不够的。如果老人的上半身太靠近床栏，翻身的时候就会撞到栏杆上。如果被褥上有异物，翻身后会被夹在身体和床之间，老人就会感觉到痛。如果没有察觉就这样放置不理，有时候也会引发褥疮。

对于刚开始护理工作的人来说，这是非常困难的。在进行护理动作时，不仅要关注手头，还务必要观察包括老人全身在内的周围的状况。如果发现周围有潜在的危险因素，记得一定要迅速清除。

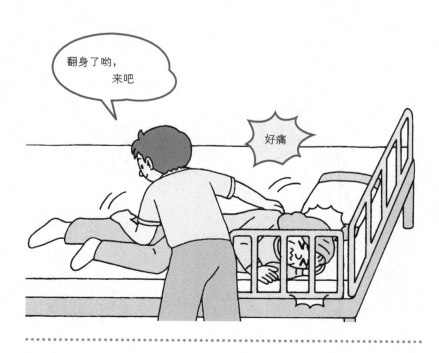

第12章

如厕护理

如厕是人们日常生活必需的行为，同时也是隐私性特别强的一种行为。在考虑不伤害对方自尊心的前提下安全、可靠地进行护理，就显得尤为重要。

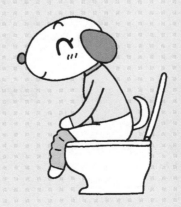

如厕护理的基础

以正确的姿势最大限度地使出3股力量

如厕是关系到自尊心的行为

如厕是人类的重要生理现象，无法正常排尿、排便将带来健康障碍，同时，如厕也是一项伴有羞耻心的隐私行为。

患有失禁或需要使用尿布等完全丧失自主如厕能力的人，容易失去自尊心，失去与社会及他人交往的热情。

因此，在日常生活中老人能否自主控制如厕是非常重要的一件事。

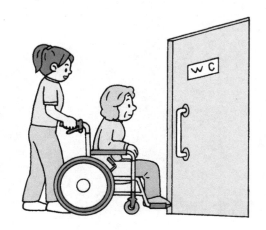

排便所需的3股力量

自然的排便行为，需要用到"腹压""直肠收缩力""重力"这3股力量。

"腹压"用于排便时叉开双腿站稳，主要是来自横膈膜及腹肌的力量。

"直肠收缩力"是指通过直肠的收缩、扩张排出大便的力量。

最后的"重力"，是指粪便利用其自身的重力向下掉落的力量。它是在采取正确姿势排便时发挥的力量。

腹压（叉开双腿站稳的力量）
为了排便而叉开双腿站稳，帮助直肠收缩的力量。若肌肉力量不足则腹压减弱，在坐姿状态下则腹压增强。

自然排便

直肠收缩力
粪便被送进直肠后，直肠根据大脑发出的指令开始自发收缩。人类无法通过意识来控制。

重力
粪便利用其自身重力下落的力量。与年龄增长无关，只需采取正确的姿势即可发挥作用。

排便的最佳姿势

若要最大限度地发挥排便所需的3股力量，则需采取下图所示的坐姿进行排便。尤其是老人，腹压随着肌肉力量的衰退而变弱，更应采取正确的姿势以进行弥补。

若双脚够不到地面，应在脚下放置台子，以便容易用力踩稳。再者，在平躺的姿势下腹压及重力几乎都不起作用，因此即使老人卧床不起，也应尽量让其起身排便。

促进自然排便的姿势

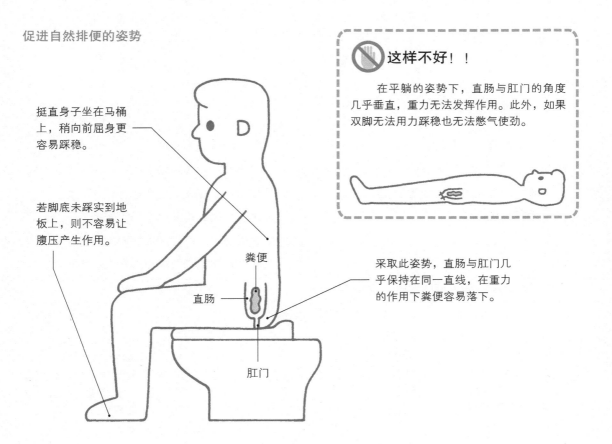

挺直身子坐在马桶上，稍向前屈身更容易踩稳。

若脚底未踩实到地板上，则不容易让腹压产生作用。

粪便

直肠

肛门

这样不好！！

在平躺的姿势下，直肠与肛门的角度几乎垂直，重力无法发挥作用。此外，如果双脚无法用力踩稳也无法憋气使劲。

采取此姿势，直肠与肛门几乎保持在同一直线，在重力的作用下粪便容易落下。

最佳排便时间为早晨

早晨为一天当中肠道活动最活跃的时段，同时，吃早餐时肠道受到刺激，进一步活跃肠道活动，从而更容易排便。即使早晨只喝一杯水，也可刺激肠道活动。

应让老人养成早餐后如厕的习惯，以促进其顺利排便。

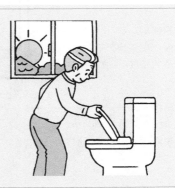

便于如厕的环境

优先考虑便利性及安全性

打造便利的厕所环境

为了让自理的老人能够自然如厕，需完善厕所环境。从安装扶手、更换马桶等较易着手的物品开始，到将蹲便器改造成坐便器以方便轮椅进入等大规模重装项目，方式多种多样。

最重要的是，要能够安全、毫无压力地使用，且便于护理人员进行护理。

●厕所环境的检查要点

☐ 门扇是否容易开关

☐ 入口宽度是否便于进出

☐ 厕所内外是否有高低落差

☐ 地板是否湿滑

☐ 轮椅是否可进出

☐ 是否为不便下蹲的蹲便器

☐ 是否为便于起坐的坐便器

☐ 是否配有温水马桶

☐ 是否有扶手等抓扶之处

☐ 扶手的长度及位置是否合理

☐ 坐在马桶上时双脚是否可着地

☐ 是否有足够的空间能够向前屈身

☐ 厕纸及冲水按钮的位置是否触手可及

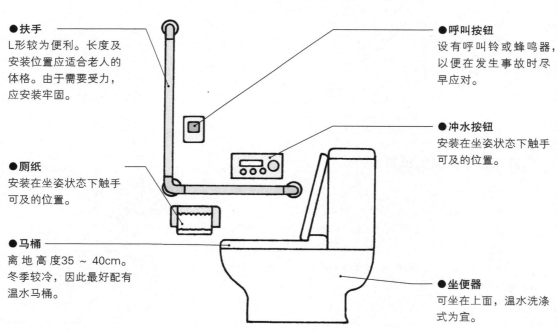

●扶手
L形较为便利。长度及安装位置应适合老人的体格。由于需要受力，应安装牢固。

●厕纸
安装在坐姿状态下触手可及的位置。

●马桶
离地高度35～40cm。冬季较冷，因此最好配有温水马桶。

●呼叫按钮
设有呼叫铃或蜂鸣器，以便在发生事故时尽早应对。

●冲水按钮
安装在坐姿状态下触手可及的位置。

●坐便器
可坐在上面，温水洗涤式为宜。

厕所的空间及布局

　　厕所的布局与厕所周围的设施同等重要。虽说扩大空间需大规模重装而无法轻而易举地实现，但降低门槛轨道以减少高低落差、加装扶手等改装应不在话下。应在力所能及的范围内尽量多下功夫。

●便利的厕所布局

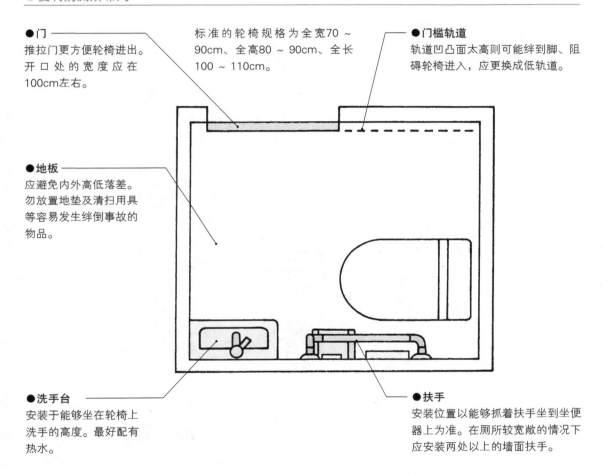

●门
推拉门更方便轮椅进出。开口处的宽度应在100cm左右。

标准的轮椅规格为全宽70～90cm、全高80～90cm、全长100～110cm。

●门槛轨道
轨道凹凸面太高则可能绊到脚、阻碍轮椅进入，应更换成低轨道。

●地板
应避免内外高低落差。勿放置地垫及清扫用具等容易发生绊倒事故的物品。

●洗手台
安装于能够坐在轮椅上洗手的高度。最好配有热水。

●扶手
安装位置以能够抓着扶手坐到坐便器上为准。在厕所较宽敞的情况下应安装两处以上的墙面扶手。

扶手位置

　　如果采用坐便器如厕，以安装纵向或L形扶手为宜，但若安装在坐便器正侧方或太近的位置，则需依靠手腕力量撑起身体，反而不好用。纵向扶手应安装在马桶前方20～30cm的位置。

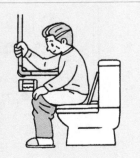

便于如厕的环境

从轮椅转移到坐便器上 自理

握住扶手站起，转身坐下

步骤 ① 将轮椅靠近坐便器

根据厕所的面积及构造，当坐便器与入口形成90度角安装时，请将轮椅垂直于坐便器停下。

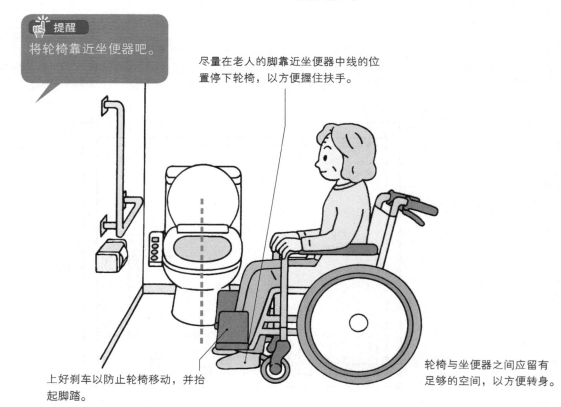

> **提醒**
>
> 将轮椅靠近坐便器吧。

尽量在老人的脚靠近坐便器中线的位置停下轮椅，以方便握住扶手。

上好刹车以防止轮椅移动，并抬起脚踏。

轮椅与坐便器之间应留有足够的空间，以方便转身。

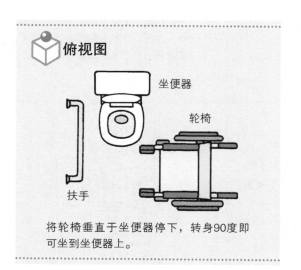

俯视图

坐便器

轮椅

扶手

将轮椅垂直于坐便器停下，转身90度即可坐到坐便器上。

厕所较为狭窄的情况

当厕所较为狭窄或坐便器安装在正对入口的位置时，应将轮椅靠近坐便器的正前方，同时还应留有足够的空间，以便能够站起180度转身。

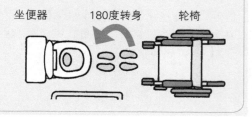

坐便器　　　　180度转身　　　　轮椅

步骤 ② 起身将臀部朝向坐便器

双脚着地、上身前倾、靠近坐便器的手握住扶手或扶住墙壁来支撑身体。站直后一边保持握紧扶手支撑身体，一边缓缓移动脚步将臀部朝向坐便器。

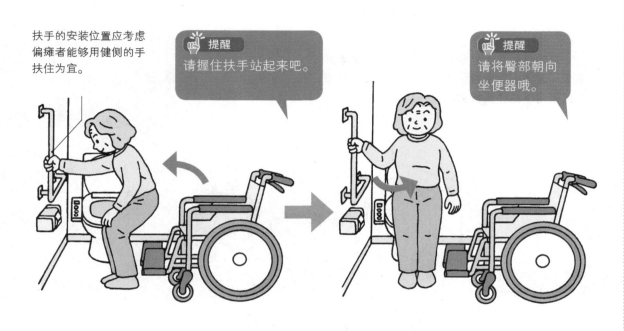

扶手的安装位置应考虑偏瘫者能够用健侧的手扶住为宜。

提醒
请握住扶手站起来吧。

提醒
请将臀部朝向坐便器哦。

步骤 ③ 脱下裤子, 坐上坐便器

提醒
请慢慢脱下裤子吧。

若站立脱下有困难的话，可在坐在轮椅上时先脱下一半。

一点一点脱下裤子及内裤，缓缓坐到坐便器上解手。完毕后沿相反步骤返回轮椅。

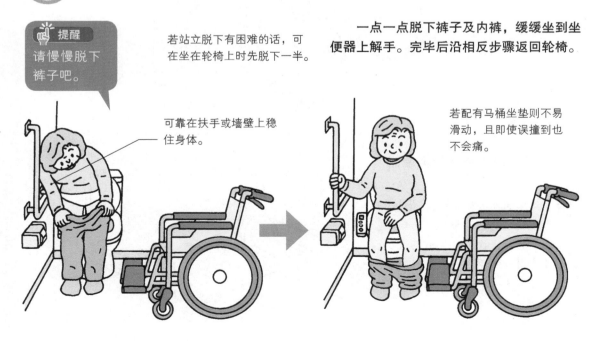

可靠在扶手或墙壁上稳住身体。

若配有马桶坐垫则不易滑动，且即使误撞到也不会痛。

从轮椅转移到坐便器上

从轮椅转移到坐便器上 护理

仅限于协助支撑其身体

步骤 1 握住扶手站起

　　将轮椅垂直于坐便器停下，让老人上半身前倾。若老人单手握住扶手站起有困难，护理人员可用手抓住其裤腰将其扶起。

> 提醒
>
> 握住扶手站起来吧。

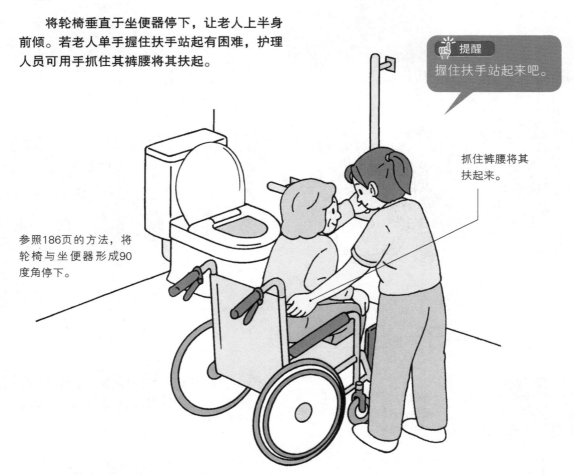

参照186页的方法，将轮椅与坐便器形成90度角停下。

抓住裤腰将其扶起来。

▌将日式便池更换为坐便器

　　与坐便器相比较，日式便池下蹲、站起的动作幅度较大，对于肌肉力量较弱的老人来说颇为艰难。若能改装为坐便器就再好不过了，也可采用加装简易马桶于日式便池上以转换为坐便器的方法。

下蹲式日式便池　　　→　　加装简易马桶即可成为坐便器

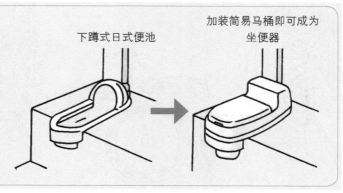

步骤 ② 臀部朝向坐便器，脱下裤子

提醒

握住扶手转个身哦。

帮助老人90度转身以便臀部正面朝向坐便器。转身后，护理人员站在老人未握住扶手的一侧，支撑住其上半身，让其单手脱下裤子及内裤。

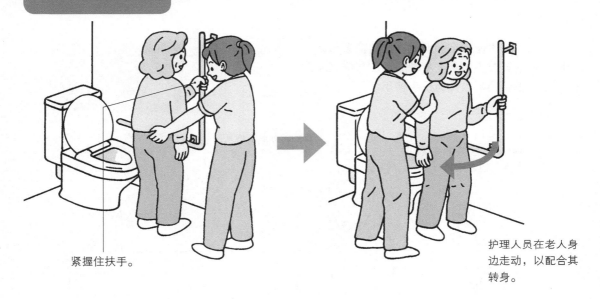

紧握住扶手。

护理人员在老人身边走动，以配合其转身。

步骤 ③ 身体慢慢前倾，坐到坐便器上

提醒

请稍稍弯腰哦。

让老人身体稍微前倾以方便弯腰，然后缓缓坐到坐便器上。护理人员可扶住老人的后背，支撑其身体自然前倾。

若老人身体不稳，护理人员应撑住其腋下及后腰。

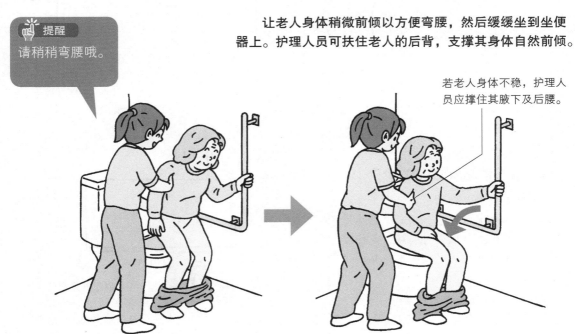

第12章 如厕护理

移坐到移动厕所 自理

借助扶手站起,转身坐下

步骤 1 配备移动厕所

老人若不方便行至厕所,在床边配备移动厕所即可让其自主如厕。移动厕所应与床同高,并在床上安装护栏以作为扶手使用。

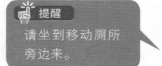

提醒

请坐到移动厕所旁边来。

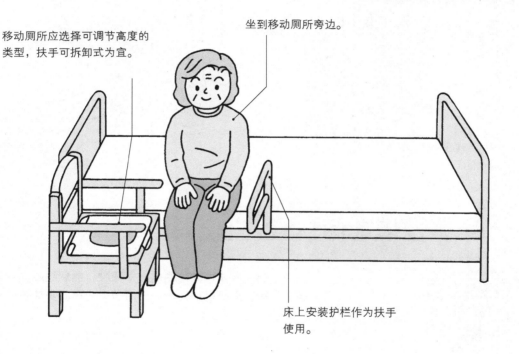

移动厕所应选择可调节高度的类型,扶手可拆卸式为宜。

坐到移动厕所旁边。

床上安装护栏作为扶手使用。

有关移动厕所的注意事项

有不少老人都排斥在日常生活场所使用移动厕所解手。应考虑在解手时使用帘子或屏风进行隔离,或护理人员暂时离开房间等以保护隐私。

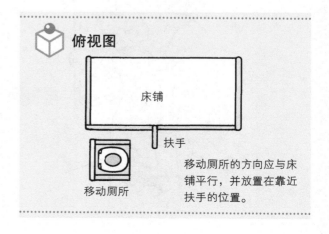

俯视图

床铺

扶手

移动厕所

移动厕所的方向应与床铺平行,并放置在靠近扶手的位置。

第12章 ● 如厕护理

步骤 2 握住扶手站起身

双脚稳稳着地，握住扶手站起身。在身体稍微离开扶手的位置握住扶手，这样腰部着力，更容易起身。

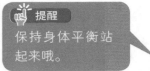

提醒
保持身体平衡站起来哦。

身体稍微离开扶手后握紧。

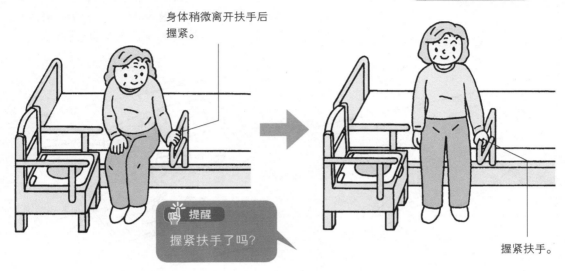

提醒
握紧扶手了吗？

握紧扶手。

步骤 3 臀部朝向移动厕所，坐下

握住扶手，身体缓缓转向90度，使臀部朝向移动厕所。臀部到位后，换方向握住扶手

支撑身体，单手脱下裤子及内裤，缓缓坐到坐便器上。

如移动厕所的扶手为可拆卸式，拆掉后老人可直接从床上移坐到坐便器上。

将扶手还原。

提醒
请握紧扶手哦。

若站立穿脱裤子有困难，也可坐在坐便器上进行。

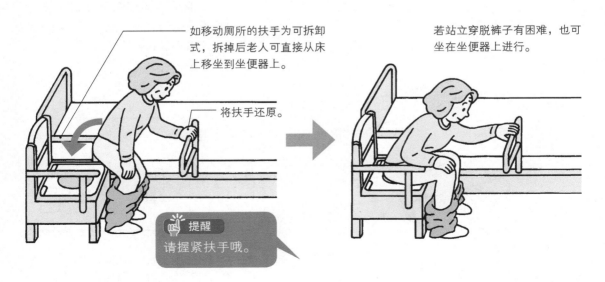

191

第12章
如厕
护理

穿脱尿布 护理

让老人侧身躺下，弓起腰身进行更换

步骤 1 打开尿布，擦拭污秽物

若老人大小便失禁则需要使用尿布。更换尿布时，首先应打声招呼并脱下其裤子，然后打开尿布，擦拭其臀部及阴部的污秽物。

尿布的黏胶勿贴到皮肤或衣服上。

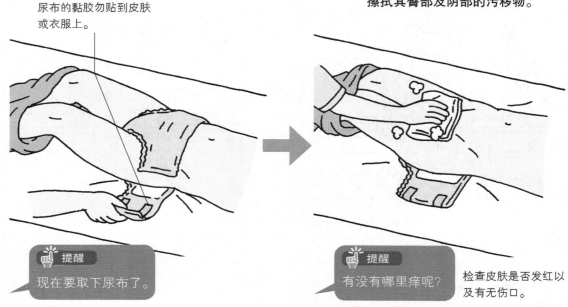

💡 提醒
现在要取下尿布了。

💡 提醒
有没有哪里痒呢？

检查皮肤是否发红以及有无伤口。

步骤 2 卷起脏尿布

参照50页的要领协助老人翻身。擦掉臀部的污秽物，之后从外侧将尿布卷起塞到其臀部下方。

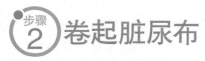

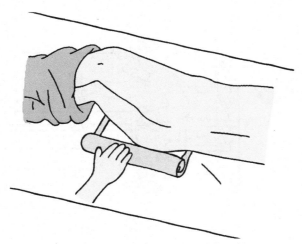

注意这里！

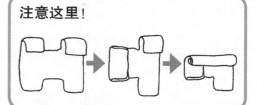

卷纸尿布的方法
首先从外侧轻轻往里折以避免粪便泄漏，之后将下方往上折，最后再从外侧卷起来。

第12章 ● 如厕护理

步骤 3 穿戴新的尿布

> **提醒**
> 现在向另一侧翻身哦。

将卷起的新尿布塞入臀部下方。接着，帮助其向另一侧翻身并取出脏污尿布，将新尿布展开，并将身体恢复原本姿势。

将卷起的新尿布塞进去。

取出脏尿布后，将身体恢复成原本姿势。

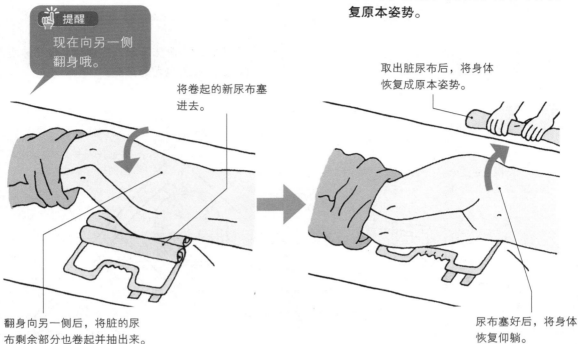

翻身向另一侧后，将脏的尿布剩余部分也卷起并抽出来。

尿布塞好后，将身体恢复仰躺。

步骤 4 贴好尿布的黏胶

将身体恢复成仰躺姿势，之后将尿布的前半部分覆盖住下腹，两侧腰部拉紧贴好黏胶。

为防止漏尿，应从下往上依次贴好黏胶。

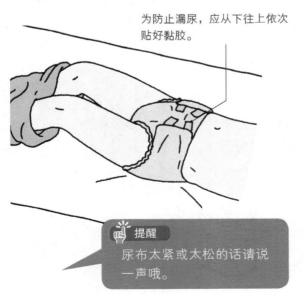

> **提醒**
> 尿布太紧或太松的话请说一声哦。

纸尿布以及纱布尿布

尿布有多种类型，大体可分为纸尿布和纱布尿布两种。纸尿布为一次性使用，可减少护理人员的负担，但因人而异，可能会引起皮炎，同时成本也较高；纱布尿布需清洗、晒干较为费时，但穿戴舒适且较为经济。请根据老人的状态及家庭情况选择使用。

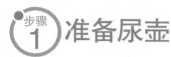

使用尿壶如厕 自理

使用尿壶进行自主如厕

步骤 1 准备尿壶

即使老人卧床不起，尽量让其使用尿壶
进行自主如厕也尤为重要。

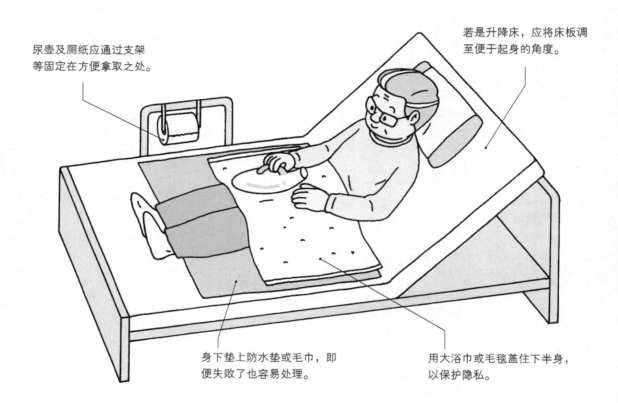

尿壶及厕纸应通过支架
等固定在方便拿取之处。

若是升降床，应将床板调
至便于起身的角度。

身下垫上防水垫或毛巾，即
便失败了也容易处理。

用大浴巾或毛毯盖住下半身，
以保护隐私。

关于尿壶的种类

尿壶的形状根据性别而有所不同。
男性用的接尿口较为细长，女性用的
接尿口较宽，购买时请勿买错。此外，
为防止尿液溢出或气味扩散，请选择
带有盖子的类型。

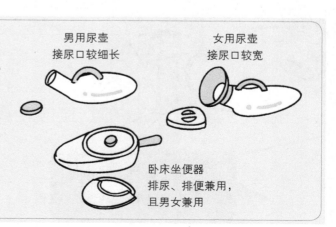

男用尿壶
接尿口较细长

女用尿壶
接尿口较宽

卧床坐便器
排尿、排便兼用，
且男女兼用

使用尿壶

在使用尿壶自主如厕时，男性和女性的姿势有所不同。无论如何，都应将阴部对准尿壶进行解手。

男性

脱下裤子及内裤，侧躺着将阴部对准接尿口解手。

稍稍弓背、轻轻屈起膝盖更利于对准尿壶。

若是男性，应将升降床放倒为宜。

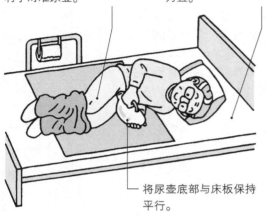

将尿壶底部与床板保持平行。

女性

脱下裤子及内裤，上半身稍微起身将阴部紧贴住尿壶进行解手。

将尿壶紧贴住阴部以防止漏尿。

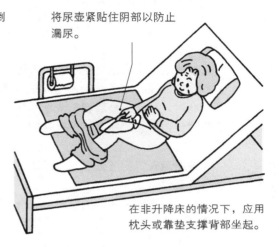

在非升降床的情况下，应用枕头或靠垫支撑背部坐起。

关于阴部清洁

排尿、排便后即使用纸巾擦拭阴部，也会残留少许污秽物。若阴部不清洁，不仅本人不舒服，而且也存在感染细菌的隐患，因此应每日清洗。

男性 ①用温水清洗阴部整体，主要清洗包皮内侧及龟头周围。

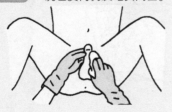

②清洗后，将阴茎向上，清洗背面。

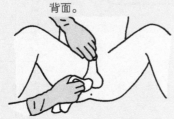

女性 ①用温水清洗阴部，主要擦拭阴唇内侧。

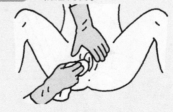

②擦拭阴唇外侧。

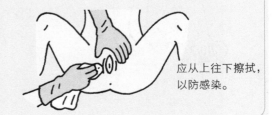

应从上往下擦拭，以防感染。

护理中应让老人随时在视线范围内

　　在护理过程中，您是否曾因收到手机信息，无意中视线离开老人或背向老人？此类细微的事情，都可能导致重大事故。在护理过程中发生的事故，多数是发生于护理人员"视线稍微离开的那一瞬间"。

　　例如，照顾沐浴时老人正泡在浴缸里。

　　此时，护理人员看到空洗发水瓶在地板上滚动，想将其移到他处而暂时转过身去，然而，如果就在这一刹那间老人的姿势垮掉，该如何是好？

　　即便老人沉到浴缸里，也无法立即采取措施，最糟糕的情况将可能导致溺亡。

　　那么，遇到存在绊倒隐患的空洗发水瓶时，该如何处理呢？针对此情况，应在沐浴前事先检查好浴室。在护理过程中，护理人员应随时把握周围状况，将视线始终放在老人身上。

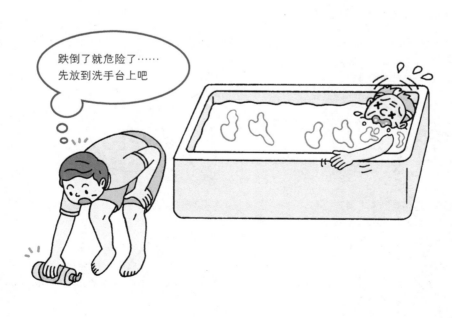

第13章

紧急情况的应对方式

身体各项机能都衰退的老人经常会在日常生活中突发异常情况。接下来介绍几个具有代表性的案例，请牢记它们的应对方法。

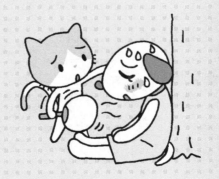

第13章
**紧急情况的
应对方式**

实施急救措施

确认生命体征，实施急救措施

步骤 1 首先确认生命体征

在日常生活中随时掌握老人的身体状态是必需的，但是有时候他们会由于身体的衰弱而无法好好表达自己的状态。特别是在病情突然恶化或者受伤时，护理人员更需要保持冷静并掌握老人的状态。此时的指标就是被称为"生命体征"的身体的各种信息。

● 5项生命体征的确认

急病、受伤等紧急情况发生时，首先要大声喊人，确认老人有无意识和呼吸等生命体征，必要时可呼叫救护车或者联络医生。

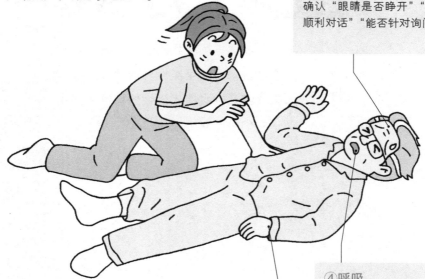

①意识

确认"眼睛是否睁开""搭话时能否顺利对话""能否针对询问活动身体"。

②体温

一般测量腋下体温。成年人的平均体温为36.89℃。老人的平均体温偏低，需要掌握老人平时的体温。

③血压

使用可以快速测量血压的电子式血压计。一般成年人的正常血压值为收缩压120 ~ 129、舒张压80 ~ 84，但是老人高血压的情况较多，也存在个体差异，需要在平时就掌握老人的血压情况。

④呼吸

确认呼吸的次数和深浅。正常值为每分钟15 ~ 20次。如果发生呼吸功能不全，呼吸次数会增加且深度变浅。

⑤脉搏

将食指、中指、无名指放在老人手腕的动脉上测量1分钟。正常值为每分钟60 ~ 90次。

步骤 2 在救护车到来之前的急救措施

生命体征出现异常，老人没有反应时，应立即呼叫救护车。拨打120时，要言简意赅地告知对方所在地的地址和老人的姓名、年龄、症状。

在救护车到来之前的急救处理流程如下图所示。可事先在地区、红十字会等机构听课。

急救处理的流程

无意识

呼唤或者拍击身体老人都没有反应时，应立即拨打120，准备AED（自动体外除颤器）。

确认呼吸

确认老人的胸部和腹部是否随着呼吸上下浮动，口鼻处是否有出气，是否有呼吸的声音等。

有 ↓   ↓ **无**

确保呼吸道畅通

单手按压老人的额头，另一只手的手指轻轻抬起其下巴，以确保呼吸道畅通。

实施心肺复苏法

●按压胸骨

双手交叠放在老人胸骨下半部分的中心，以每分钟100次左右的速度按压其胸骨。

双手交叠的方式

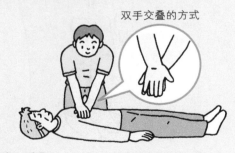

●人工呼吸

按压胸骨30次之后，捏住老人的鼻子，往其口中吹气。松开口，等老人吐气结束后，再次往其口中吹气。一共做2次。

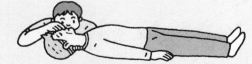

※人工呼吸限于掌握技术、有实施意愿之人。

使用AED

AED是从电极板自动感知心脏的状态，并通过电击使心脏恢复正常状态的机器。由于有语音提示使用方法，所有人都可以使用。

●使用方法

①插入AED电源。
②将电极板贴在老人的右锁骨下方和左胸外侧。
③按下电击按钮。

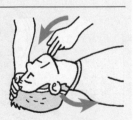

实施急救措施

误咽、窒息时的处理
确认有意识后，确保呼吸道畅通并取出异物

误咽是指食物、饮料、唾液等堵塞在气管的状态，是一种容易发生在嚼碎食物的力气和咽下液体的力气衰弱的老人身上的症状。如果异物长期堵塞，有可能会导致窒息。如果多次发生误咽，还有可能会导致细菌通过气管进入肺部，引发吸入性肺炎。老人可能会在进食过程中由于忽然咳嗽导致误咽。此时需要护理人员迅速进行取出异物的处理。

压迫心窝

护理人员从背后将双臂穿过老人的腋下，握拳抵在老人的心窝和肚脐中间，迅速往前抬起。

站姿操作

张开双脚，以即使老人往后倒也可以撑住的姿势进行操作。

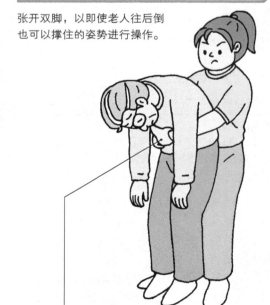

坐姿操作

老人在餐桌上吃饭的过程中发生意外时，直接保持坐在椅子上的姿势也可以进行操作。

在操作数次之后仍然无效时，采用换位叩击后背的方法。

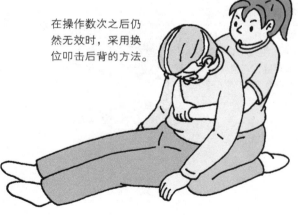

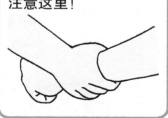

注意这里！

用内侧的拳头压迫心窝。

咳嗽可以有效地清除异物，如果老人出现咳嗽尽量让其持续。

▉▉ 叩击后背

护理人员单手牢牢地支撑住老人，另外一只手连续叩击老人后背的左右肩胛骨间的位置。

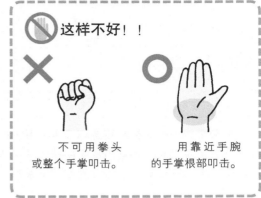

使老人往前倾并低头。

多次叩击左右肩胛骨间的位置。

🚫 **这样不好！！**

❌ 不可用拳头或整个手掌叩击。

⭕ 用靠近手腕的手掌根部叩击。

▉▉ 取出异物

当异物到达口腔之后，打开老人的嘴巴，用手指抠出。此时要注意手指不要伸到喉咙深处。

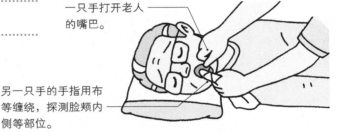

一只手打开老人的嘴巴。

另一只手的手指用布等缠绕，探测脸颊内侧等部位。

误咽、窒息时的处理

▉ 误吞、误食时的处理方法

认为老人误饮了什么异物时，和误咽的处理方法一样，首先要确认有无意识和呼吸，必要时应采取确保呼吸道畅通和心肺复苏的措施。有阿尔茨海默病的老人，有时候会和幼儿一样把什么东西都往嘴里放。观察周围的状况，确认老人吞下的是什么，并采取如下措施。

误饮、误食之物		对策	就诊量
灯油		不喂任何东西，不催吐	1ml以上需就诊
汽油			0.5ml以上需就诊
香蕉水			1ml以上需就诊
清洁剂	除菌剂	喂水或牛奶，不催吐	极少量需就诊
	家用碱性清洁剂		极少量需就诊
	家用中性清洁剂		5ml以上需就诊
	厨房用清洁剂		5ml以上需就诊
	含漂白剂的厨房用清洁剂		极少量需就诊
化妆品	口红	擦拭口腔，漱口	不需就诊
	化妆水	喂水或牛奶，催吐	10ml以上需就诊
	洗发水	喂水或牛奶，不催吐	5ml以上需就诊
	洗甲水	不喂任何东西，不催吐	2ml以上需就诊
香烟		不喂任何东西，催吐	2cm以上需就诊
防虫剂	樟脑	喂水，不催吐	极少量需就诊
	卫生球	喂水，催吐	极少量需就诊
纽扣电池		不做任何处理	直接就诊

中暑、脱水的应急处理

第13章 紧急情况的应对方式

平时密集补充水分很重要

■ 中暑的应急处理

中暑的症状

中暑是由于长期处在高温环境中而引发的症状。近年来，老人在室内发生中暑的情况屡见不鲜。原因在于老人对气温的变化不敏感，而且许多老人都对使用空调有抵触心理。请充分使用空调或风扇，把室温保持在28℃左右。

轻度 眩晕或痉挛	中度 呕吐感或头痛	重度 意识障碍或休克症状
• 眩晕 • 眼前发黑 • 面红耳赤 • 腹绞痛等	• 呕吐感 • 轻度头痛 • 身体乏力 • 疲劳感等	• 对呼唤没有反应 • 身体震颤，引发痉挛 • 无法走直线等

解开衣物冷却身体

发现中暑的症状后，请确认患者有无意识，如无意识，立即呼叫救护车；如有意识，将其移动到冷气开足的房间或者树荫等凉爽的地方，解开或脱下其衣物以冷却身体，降低体温。

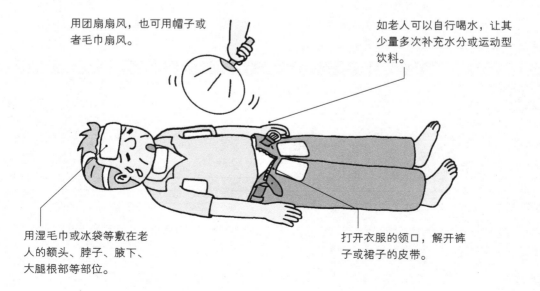

用团扇扇风，也可用帽子或者毛巾扇风。

如老人可以自行喝水，让其少量多次补充水分或运动型饮料。

用湿毛巾或冰袋等敷在老人的额头、脖子、腋下、大腿根部等部位。

打开衣服的领口，解开裤子或裙子的皮带。

第13章 紧急情况的应对方式

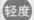 # 脱水的应急处理

脱水的症状

人体的含水量大约为60%，随着年龄的增长，老人身体的含水量大约为50%。由于老人口渴中枢的机能衰退，会渐渐难以感受到口渴，因此，如果不密集补充水分，就会引发脱水。

脱水严重的话，会增加血液的黏稠度，成为脑梗死和心肌梗死的导火索，所以请充分做好预防工作。

轻度 肌肉痛或痉挛
- 眩晕
- 眼前发黑
- 轻度肌肉痛
- 腹绞痛等

中度 皮肤干燥
- 皮肤干燥、粗糙
- 眼窝凹陷
- 尿量减少等

重度 引发痉挛
- 身体震颤，引发痉挛
- 血压降低
- 皮肤失去知觉等

少量多次补充水分

在出现脱水的症状后，和中暑一样，首先要确认患者有无意识，如有意识需补充水分。

由于大量出汗会导致体内盐分缺失，请让患者饮用运动型饮料或经口补水液。

●可以自行补充水分时

如果一口气喝光补充的水分，有时候水会进入气管，导致被呛到，所以请少量多次补充。

●无法自行补充水分时

如果患者意识不清无法用手拿杯子，请联络医生前往医院或者呼叫救护车。

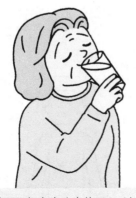

- 水量为杯子1杯左右（大约200ml）。
- 温度为常温或者8 ~ 13℃。
- 口服补水液最合适，但是除了冰块、茶、运动饮料之外，也可食用果冻状饮料、含水量多的水果。

口服补水液

口服补水液是指均衡含有人体所必需的水分、钠、电解质等成分的水。近年来，也可在药店中买到，请常备作为中暑、脱水的应急用药。

· 口服补水液的制作方法

1ml水中放入3g盐（小茶匙1/2勺）、40g砂糖（大汤匙4勺半），充分搅拌直至溶化。

事故应急处理的基本措施

仔细观察受伤部位并做出处理

■■ 撞击头部时的应急处理

腰腿功能衰退时，老人容易因为一些微不足道的小事而摔倒。身体被地板、楼梯、家具等猛烈撞击时，尤其是撞到头部时，有可能会引起脑内出血，所以在实施应急处理之后，即使身体没有出现异常，也要尽快前往医院就诊。

确认事项
- ☐ 有无意识
- ☐ 有无呼吸
- ☐ 脉搏数
- ☐ 血压
- ☐ 体温

没有呼吸时，需要确保老人的呼吸道畅通并实施人工呼吸，呼叫救护车。

若老人已无意识，应让其躺下并稍微抬高其脑部，确认脉搏，呼叫救护车。

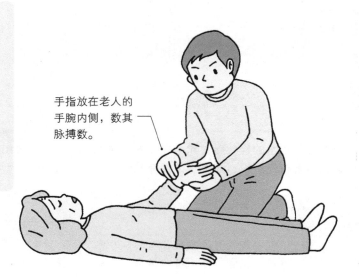

手指放在老人的手腕内侧，数其脉搏数。

■■ 摔倒等疑似发生骨折时的应急处理

摔倒后无法起来，首先需怀疑是否发生了大腿骨颈部骨折。

因剧痛导致无法行走是自然的，有时候还会出现血压下降、出冷汗、脸色苍白的休克状态。老人应低头保持安静，而护理人员应立即将老人送到医院就诊。老人容易骨折的部位如右图所示。

● 容易骨折的部位

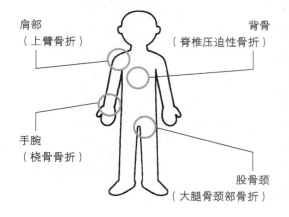

肩部
（上臂骨折）

背骨
（脊椎压迫性骨折）

手腕
（桡骨骨折）

股骨颈
（大腿骨颈部骨折）

烧烫伤的应急处理

老人的皮肤较薄，抵抗力也较弱，所以即使是轻度的烧烫伤也可能会成为重症。烧烫伤的应急处理的基础在于患部的冷却。此外，长期持续使用怀炉或暖手袋引发的低温烫伤由于痛感和肿胀的程度较低，患者难以察觉，但是如果置之不理，就会导致患部坏死。请先用流水冲洗患部，再用冰袋等充分冷却，并接受医生的诊察。

● 用水冷却患部

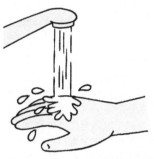

打开水龙头的水，持续用水冲洗患部。需要注意：水流过强会刺激患部。

● 从衣服上方冷却

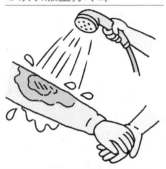

如果热水等从衣服上浇到身上，为了不刺激皮肤，应就着衣服往身上浇冷水。

● 无法浇水时

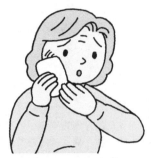

脸部或胸部等无法用流水冲洗的地方使用冰袋、湿毛巾等进行冷却。

出血的应急处理

如果是极少量的出血，不久之后就会因为身体的止血作用而自动止血，但是，如果血流不止、出血量大，有可能是动脉出血。在出现这样的情况时，首先呼叫救护车，然后用直接压迫止血法等实施紧急处理措施。

● 直接压迫止血法

将绷带或布绑在伤口上，从上方用力按压的止血法。至少需要持续4分钟。

如果是动脉出血，用单手按压无法止血时，需要用双手按压。

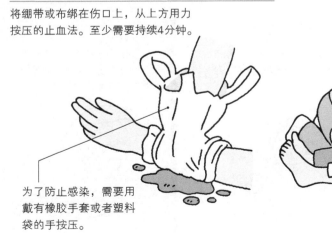

为了防止感染，需要用戴有橡胶手套或者塑料袋的手按压。

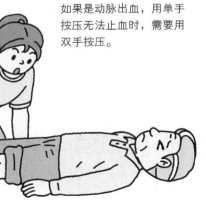

感染、食物中毒的对策

平时提高免疫力很重要

老人需要注意的感染

感染是指病毒或细菌等微生物进入人体内引发的疾病。对老人而言，特别需要注意的感染是因肺炎、肠炎、败血症等引起的MRSA（抗甲氧西林金黄色葡萄球菌）感染。

医院内感染的新闻引起了公众的关注，近年来又出现了被带入家庭的情况，所以切断感染路径很重要。

●MRSA等的感染路径

飞沫感染

飞沫是指浮游在空气中的非常小的颗粒。病菌等随着感染者的咳嗽或喷嚏飞散到空气中，吸入该空气后引起感染。

空气感染

清洁时，黏附在被褥或地板上的病菌等飘散在空气中形成飞沫，口鼻吸入该飞沫后引起感染。

接触感染

手接触了黏附病菌等的身体、衣服或物品，并食用了该手接触过的食物而引起感染。这种感染路径最为常见。

感染的预防对策

预防MRSA等感染有下述三大原则。其中最有效的是切断感染路径。通过频繁漱口、洗

手可以在很大程度上防止细菌的黏附，所以请养成日常预防的习惯。

●预防感染的三大原则

清除感染源

通过早期发现和早期治疗感染发病者，清除感染源本身。此外，在日常生活中要注意消毒。

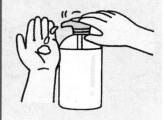

切断感染路径

外出后漱口、洗手、戴口罩等不将感染源带入家中、带出家外扩散。

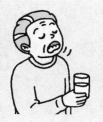

提高免疫力

平时通过摄取有营养的食物、保持适度的睡眠、养成运动的习惯，来提高身体的免疫力。

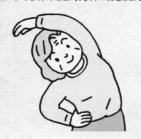

感染和食物中毒的种类、应对方法

感染全年都可能发生，但是冬季由于空气干燥，病菌等容易飘浮，患感染的人数会增加许多。对容易引发重症的老人来说，尤其需要注意近年来多发的由诺罗病毒而导致的食物中毒。

此外，还有接受流感疫苗等预防接种的对策，但它并不是万全之策。除了戴口罩之外，使用加湿器保持房间内适当的湿度对预防感染也是非常重要的。

● 感染

肺炎
原因 病毒或细菌进入肺部，引发炎症。还有因流感病毒或肺炎球菌等细菌引起的肺炎。
症状 咳嗽、痰多、发热、全身乏力、胸痛、呼吸困难等。
如果是细菌性肺炎，有时会引发胸膜炎或败血症等并发症。
应对方法
· 如出现微热、食欲不振、呼吸急促等情况时，需要注意。
· 感冒时需要尽早就诊。
· 早期治疗。
· 建议接种肺炎球菌疫苗。

流感
原因 流感病毒感染者的喷嚏或咳嗽等引发的飞沫感染。
症状 咳嗽、打喷嚏、咽痛、流鼻涕、38℃以上的高烧、头痛、全身关节痛和肌肉痛、腹泻、呕吐等。
老人可能会因并发肺炎或支气管炎而导致死亡。
应对方法
· 养成洗手、漱口、消毒的习惯。
· 到人群中时，必须戴口罩。
· 充分休养，摄取营养，提高免疫力。
· 尽早进行疫苗的预防接种。

● 食物中毒

诺罗病毒
原因 食用了栖息在牡蛎等双壳贝上的病毒而感染。尤其多发于12月到次年的3月。
症状 持续数日腹泻、呕吐、腹痛、发热等。
体力较弱的老人需要注意可能会并发脱水。
应对方法
· 饭前、便后仔细洗手。
· 食物需要充分加热。戴上口罩和手套，迅速擦除感染患者的呕吐物并放入塑料袋中丢弃。

O−157型大肠杆菌
原因 来自O−157型大肠杆菌感染患者的粪便等的病菌扩散、使用病菌附着的食物后感染。
症状 持续剧烈腹痛、腹泻、便血等。毒素进入肾脏后导致排尿困难，重症化后引发尿毒症。
应对方法
· 养成洗手、消毒的习惯。
· 随时保持餐具和厨具的清洁。
· 食品需要冷藏，不使其腐坏。
· 食用冷冻食品前需要充分加热。

手脚颤抖、痉挛的对策

仔细观察症状，必要时就医

突然出现手脚颤抖

在日常生活中的各种情况下，都有可能会突然出现手脚颤抖（震颤）的现象。您可能会认为"是不是有什么不对劲呀？"而感觉不安。这种颤抖可分为对健康无碍的颤抖和置之不理的话会危及生命的严重颤抖。请了解引发手脚颤抖的原因并采取适当的对策。

●引发手脚颤抖的主要原因

病　　名	内　　容	对　　策
本能性震颤	这是引发手脚颤抖最重要的原因。据说10万人中有大约1000人会发作，年纪越大，发作率越高。虽然目前尚无明确的原因，但是一般认为自主神经失调是原因之一	如果出现影响日常生活的情况，需要去医院就诊
帕金森病	中脑黑质部分发生变异后引起的神经系统疾病。手脚颤抖是初期症状之一，其特征在于不是在做某些事情的时候发生，而是在什么都没有做的时候发生颤抖	前往神经内科就诊
中毒性震颤	过度摄取酒精、香烟或过度服用安眠药、精神安定药、降压药等引发中毒症状而导致的颤抖	停止摄取作为引发中毒原因的物质
动脉硬化、脑梗死	血管中产生的小血栓堵塞脑内细血管时出现的颤抖。颤抖在短期内可停止，但是如果置之不理，可能存在引发脑梗死或脑卒中的危险。需要注意伴随着眩晕和呕吐感的颤抖	立即前往脑外科就诊
甲状腺功能障碍	受突眼性甲状腺肿或甲状腺炎等的影响，甲状腺激素增加，使交感神经紧张而引发的颤抖。如果发现脉搏加快、发汗、眼球突出等甲状腺功能障碍的症状，则可以判断为此类原因引发的颤抖	前往甲状腺科、内分泌科就诊

突然发生痉挛

痉挛是指无法通过自己的意识停止的身体颤抖，分为全身性痉挛和身体局部颤抖的局部性痉挛。多数会在数分钟内停止，如果出现发作后经久不息的情况时，需要做出紧急判断。

特别是在出现毫无征兆的痉挛和意识不清时，很可能是重度脑功能障碍的症状，请立即呼叫救护车。

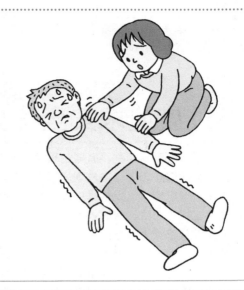

●痉挛的主要症状

· 突然失去意识、全身僵硬，接着全身哆嗦出现规律的痉挛。
· 呼吸困难、脸色发青，多见发绀反应。
· 有时可见咬紧牙根、翻白眼。
· 有时会出现尿失禁或便失禁。
· 有时会出现呕吐、口吐白沫。
· 痉挛持续时间过长会导致呼吸困难，极为危险，但是一般会在1 ～ 2分钟内，最长5分钟内停止。

●痉挛的对策

· 解开衣服的纽扣，使患者可以轻松呼吸。
· 出现分泌物或呕吐物可能导致窒息的情况时，采取图中的恢复体位，或者使老人的脸部侧向一边，确保呼吸道的畅通。
· 温暖老人的身体。
· 发作时因为老人倒下而导致身体猛烈撞击的情况较多，所以需要仔细观察全身，尤其是头部是否受到了撞击。
· 在痉挛发作过程中，避免强行掰开老人的牙齿，将手巾塞入其口腔的行为。这有可能会将舌头抵到喉部而导致呼吸困难。
· 呼唤老人的名字，摇动其身体以施加刺激或强行压制老人。

在上述措施的基础上，应尽快将老人搬运到医疗机构。

恢复体位

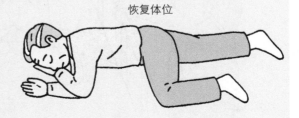

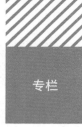
不过度追求安全优先

　　曾经有一则新闻称，有些护理机构为了防止阿尔茨海默病老人夜游，将其捆绑在床上，被发现后引发舆论哗然。

　　在护理机构，出现这样的情况可谓是荒谬至极，但是即使护理人员没有这样的想法，有时候也会让老人觉得受到某些限制或控制而变得不安或者感觉没有自由。

　　例如，为了防止老人从床上跌落而在床铺周围围起一圈栅栏，会给人什么样的感觉呢？跌落的危险确实没有了，但是对特别是卧床不起的老人来说，在视野范围内全是栅栏，是不是会觉得自己像是进入了牢笼呢？

　　安全优先是很重要的，但是请事先考虑老人的感受。

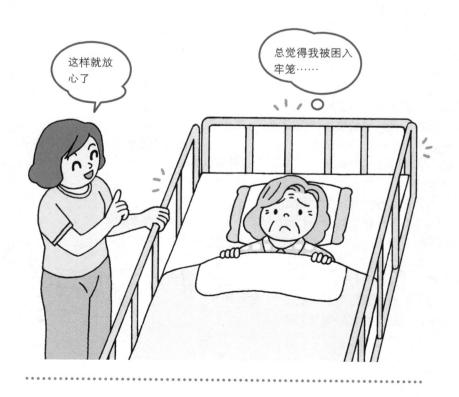

第14章

对护理
人员的关怀

有时候护理生活一旦开始，便要长期延续下去，但是，如果护理人员自己都身心俱疲，便无从做到优质的护理了。本章将介绍护理疲劳产生的原因及消除压力的方法。

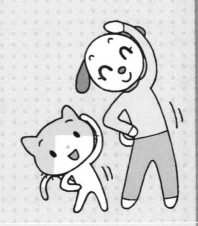

重新评估护理的状况

重要的是"不一手操办、大揽特揽""不过度逞强"

护理的压力确认

在长期持续以护理为中心的生活时，即使护理人员本人没有感觉，其精神上和肉体上的压力也会日积月累逐渐增加。在这样的状态下继续护理工作，不仅无法提供让老人满意的护理，护理人员自身也只会苦不堪言。如果您感觉护理工作出现"累了"的苗头，请试着确认是否符合下述12项内容。

确认表

- ☐ 护理工作基本上是一个人负责。
- ☐ 总是觉得自己必须努力坚持。
- ☐ 有烦恼时不知道找什么人倾诉。
- ☐ 因为不太希望有不认识的人到家里来，就由自己来做护理。
- ☐ 周围没有人可以倾听自己的护理苦恼。
- ☐ 基本不知道可以减轻身体负担的护理方法。
- ☐ 对以护理为中心的生活何时能结束心里没底。
- ☐ 由于无法离家太久，基本已经不出远门了。
- ☐ 花在兴趣爱好和人际交往上的时间变少了。
- ☐ 基本上没有办法再照顾小孩了。
- ☐ 家人和亲戚不帮忙护理。
- ☐ 周围人不怎么理解护理的重要性。

压力等级 大

●12 ~ 9个 ☐

你把所有事情都揽在自己身上，处于压力爆棚的状态。这样下去的话，可能会得抑郁症。重新评估护理的状况，马上改变环境吧！

压力等级 中

●8 ~ 4个 ☐

积累了相当大的压力，身心疲惫。每一天请务必空出一段脱离护理工作的时间，给自己打造一个转换心情的空间吧！

压力等级 小

●3 ~ 0个 ☐

可能会有些许压力，但是压力的来源应该是希望能与被护理人员和睦相处，护理到位。话虽如此，但还需反思，确认是否有压力的积累。

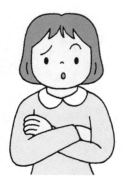

护理的状况可以改变

在212页的确认表中，"压力等级大"的人需要马上重新评价护理状况。要说马上改变环境，可能难度很大，不如就先从直面压力，转变心情开始做起吧！

①区分力所能及的事情和无能为力的事情

在护理生活中，最应该避免的是把所有事情都一股脑儿全揽到自己身上。

再次确认上一页的确认表，掌握自己现在的压力状态之后，可以像右边的表一样，分别写出自己力所能及的事情和无能为力的事情，客观判断目前的护理状况。

力所能及之事	无能为力之事
进食、如厕等所有生活上的护理	自己去工作期间的护理
在同一个房间就寝	自己睡觉期间护理对象自行走动时的应对方法
一起进行散步等简单的运动	

②联络政府、专业机构

将自己无能为力的事情委托给专家并不意味着放弃护理。在明确自己力所能及之事和无能为力之事的基础上，积极咨询市、区、镇、村的地区综合支援中心或保健所、社会福利协会等机构，接受专业的建议。

专家会依据您的情况，告诉您可以申请援助或者建议您最好由家人一起进行护理等具体的解决方法。

休憩期间的关怀

休憩期间是指"休憩""休息""休息片刻"。休憩期间的关怀是指，使家庭护理的护理人员在使用短期停留等护理服务期间，可以暂时从护理中解脱出来放松休息的一种支援活动。对老人来说，这是一个心情转换的机会，而对护理人员来说也可以作为客观思考家庭护理的大好机会。

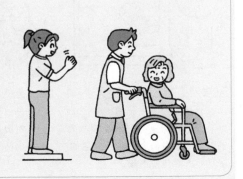

为了不向压力屈服

在护理过程中保持心理健康也很重要

护理疲劳产生的原因

如果长期进行对家人的护理，鸡毛蒜皮的小事就会导致压力日积月累。"究竟要持续到什么时候""身体的疲劳无法消除""这种方法到底对不对呢"这类烦恼应该是层出不穷的。每个人对疲劳的耐受程度各不相同，如果硬撑下去，会导致自己身心俱疲。

当你感觉到护理疲劳时，这是身心发出的需要休养的信号。请充分反思自己的状况，掌握疲惫的原因。

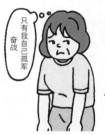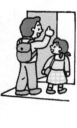

没有人可以代替自己

如果有兄弟姐妹，也许可以请他们帮忙轮班，但是如果没有，独自承担的话会造成巨大的负担。

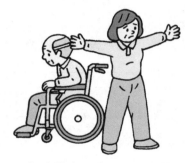

不想让他人知道父母处于需要人护理的状态

对家人的护理，尤其是老人出现阿尔茨海默病时，也许你会有不想让他人知道的心理，但是护理阿尔茨海默病的患者对专家来说都是非常辛苦的。

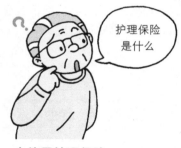

未使用护理保险

这是一种旨在减轻护理负担而启动的护理保险制度。由于申请手续比较费时，因此未使用该保险的人不在少数。

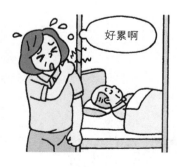

无法消愁散心

一旦开始对家人的护理工作，基本上就无暇休息了。如果不好好消愁散心，身心上的疲惫只会如滚雪球般越来越严重。

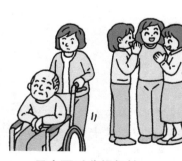

无人可以分担烦恼

如果身边有小伙伴，发发牢骚也可以消消愁；如果孤军奋战，只会徒增烦恼，加大压力。

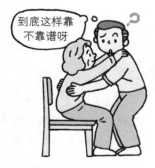

对自己的护理没有信心

护理工作不顺利时，有人会觉得自己有什么地方工作不到位。但是在精神上将自己赶进"死胡同"，根本无济于事。

护理疲劳的阶段

如果护理导致压力增大，首先身体会发出警告。此时如果采取一定的对策，护理疲劳就会得到缓解，但是如果置之不理，疲劳会进一步累积，在精神上和肉体上都会产生明显的异常。如果没有注意到此类身心的"警告信号"，护理人员将无法继续护理下去，甚至存在双双倒下的危险。为此请向医疗机构寻求改善的方法。

轻度 警告期

本人没有察觉，但是身体状况出现异常，例如会出现倦怠、肩周炎、血压不稳等症状。此外，还会出现针对鸡毛蒜皮的小事焦躁不安的情况的增加，健忘和小失误不断等状况。

中度 抵抗期

感觉到压力，但是还不到觉得生病的状态。身心都在抵抗压力：精神上出现情绪高涨或者脱力的两个极端状态；肉体上可见胃痛、心悸、血糖值升高等症状。

重度 疲敝期

如果置之不理，发展为抑郁症等心理疾病的可能性就会增大。身心俱疲，注意力降低，对任何事情都提不起兴致。出现睡眠障碍、食欲不振、胃溃疡等症状。

● 不使自己心累的方法

不责备自己
发生问题时，不要对与自己毫不相关的事情存在"都是我的错""是我不好"的想法。

不悲观处世
如果过于思考"万一……怎么办""一定……"这种最坏的情况，不安会进一步增加。

不过度远虑
如果在没有确凿证据的情况下过度思虑未来的事情，当事与愿违时不安就会增加，因此不要特别在意未来的事情。

抛弃完美主义
怀着无论事情大小，必然都会有失败的想法。如果抛弃完美主义的话，就不会太介意失败。

不与他人攀比
老人的状态、家庭的经济状况等，护理的环境因人而异。无须与他人攀比，或者感到失落。

对坏事不过激
发生纠纷时，如果反应过激将无法做出妥善的应对。过于轻视也是一个问题，但是要注意不要将事情想得太严重。

觉得不妙时拉开距离
虽说是一家人，但是如果人际关系恶化便难以相处。试着请人代劳或者暂时使用护理服务等，拉开距离。

找人发牢骚
将不满的情绪说出来寻求他人的理解，对消除压力具有奇特的效果。此外，还需要找到可以无话不谈的对象，因为时不时发个牢骚也是很有必要的。

压力的预防和处置

不勉强自己，继续护理生活的诀窍

■ 重新评估自己的生活

为了不积累压力，就应重新评估自己的生活。在护理生活中，充分保持"营养均衡的饮食""高质量的睡眠""适度的运动"这3点的平衡是非常重要的。

早上神清气爽地醒来吃早餐，白天在家务和护理的间隙进行适度的运动，晚上沐浴后身体放松入眠——看起来很简单，但是要完全做到是相当困难的。不要试图一开始就做得完美，而要先从力所能及的事情开始，按照自己的节奏来吧。

● 优化生活节奏必需的因素

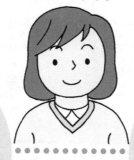

高质量的睡眠

在睡眠中，人体会分泌与身心休养、细胞再生息息相关的激素，被用作修复疲劳、提高免疫力、消除压力等。请保证充足的睡眠，不要将疲劳留到第二天。

**优化生活节奏
必需的因素**

**营养
均衡的
饮食**

能量不足和疲劳物质的蓄积等都是造成身心疲惫的原因。请均衡地摄取构成大脑和身体能量来源的碳水化合物。这样身体才能将这些碳水化合物转变为提供能量的B族维生素、保护身体不受压力摧残的维生素C。

适度的运动

一般认为，平常爱活动身体的人会因各个组织器官的发达而使压力激素难以分泌，所以对紧张和压力的耐受性强。请通过适度的运动打造不易疲劳的体质吧。

216

转换心情是预防压力的最佳手段

为了不勉强自己，继续护理生活，消除压力是非常必要的。旅行、购物、饮食、运动等适合自己的转换心情方式是消除压力的特效药。 在压力没有变强之前，找到适合自己的消除方法吧。

稍稍奢侈的午餐或旅行

抽出一点时间，享受旅行、与朋友聚餐等乐趣。

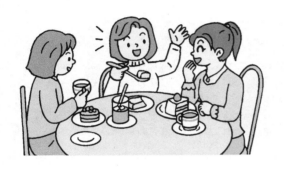

打造专心兴趣爱好的时间

把时间花在自己喜欢的事务上也是非常重要的。忘记时间的流逝埋头于自己的兴趣爱好可以预防和消除压力。

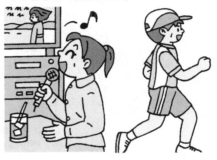

整体治疗或者按摩

如果由于容易腰痛或者疲劳而产生身体不适，请定期接受整体治疗或者按摩。

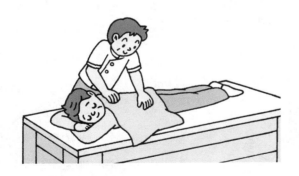

享受沐浴时间

沐浴可以改善血液循环、缓解肌肉的紧张、舒缓身心。使用沐浴产品或精油等也不失为一大良方。

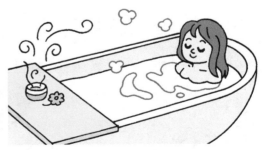

学习护理技巧或改装房子也可以减轻压力

如果护理进行得不顺畅，这本身也会成为一种压力。反过来说，如果护理进展顺利，压力就会得到缓解。通过掌握轻松护理的技巧、在可行的范围内改装房子等方式，打造一个便于护理的环境，这也是缓解压力的重要手段。

不过度劳累的护理工作

更好的护理源自健康的身体

护理一代的身体特征

一般来说，开始在家中护理父母都发生在护理一代进入中老年之后。除了身体渐渐老化、疲劳越来越难以消除之外，生活习惯病和更年期障碍等也开始出现。充分了解自己的身体变化，努力保持健康吧。

● 生活习惯病的种类

糖尿病
脂肪异常症（高脂血症）
高血压、动脉硬化
脑血管疾病、骨质疏松症
代谢综合征
牙周病等

● 更年期障碍的症状

女性
神经质、上火、兴奋状态、疲劳、抑郁状态、便秘、不明位置痛、频脉、悸动、头晕、记忆力衰退、注意力衰退、失眠、头痛等
男性
神经质、疲劳、失眠、兴奋状态、抑郁状态、背颈部痛、头痛、上火、频脉、悸动、记忆力衰退、注意力衰退、头晕、便秘、不明位置痛等

为了维持有规律的生活

开始护理时，有时会由于意外的麻烦打乱饮食、沐浴、睡眠等生活习惯的节奏。如果这些成为日常化，则健康状态也会随之恶化。

首先，请恢复早上起床—白天活动—夜晚睡眠的基本生活节奏。

● 每天在同一时间起床

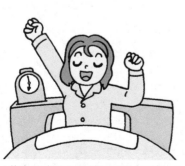

休息日也尽量维持和平时相同的时间起床。起床后沐浴阳光，生物钟便会被重置。

● 适度运动，活动身体

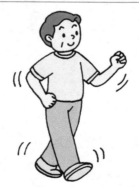

步行等适度的运动除了可以激活身体的新陈代谢之外，还有助于从疲劳中恢复和消除压力。

● 午觉时间不要长

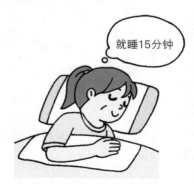

就睡15分钟

短时间的午睡有助于从疲劳中恢复，但如果超过30分钟，可能会造成晚上失眠。

摄取可有效缓解压力的营养元素

如果身体感觉到疲劳，就会启动防御反应，消耗特定的营养元素。可以通过在每日的菜单中积极加入包含这些营养元素的食品来补充被消耗的营养元素，来从体内消除这些压力。

维生素B₁	·激活由于压力而失去的脑内物质的代谢。 肝、鳗鱼、鲣鱼、糙米、黄绿色蔬菜等	蛋白质	·作为合成促肾上腺皮质激素时的酵素，发挥作用。 肉类、鱼贝类、鸡蛋、乳制品、大豆等
维生素C	·合成可以提高对压力的抵抗力的促肾上腺皮质激素。 花椰菜、小松菜、青椒、莲藕、柑橘类等	钙、镁	·钙有助于抑制神经兴奋，镁可以促进钙的吸收。 钙：牛奶、乳制品、小鱼、海藻类等 镁：坚果类、纳豆、糙米等

为了进入舒适睡眠

从疲劳中恢复最有效的手段就是高质量的睡眠。适当的睡眠时间因人而异，但是醒来时如果感觉神清气爽，应该就可以称之为高质量的睡眠了。注意在入睡前打造一个可以酣然入睡的环境，不要将疲劳留到第二天。

●入睡前保持房间的昏暗　　　　●用温水泡澡　　　　　　　●避免摄取咖啡因或吸烟

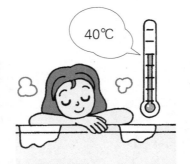

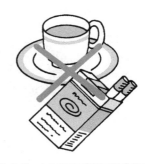

昏暗、安静的房间使人易于入眠。强光和巨大的声音会使人情绪高昂。

悠闲地泡在暖暖的温水中可以激活副交感神经，使身心放松。

就寝前4小时不要摄取咖啡和香烟等刺激神经的物品。

使身体放松

养成利用护理的闲暇进行放松的习惯

在有些情况下，护理的动作需要相当大的体力。因为是日复一日进行的，护理人员的身体会变得相当疲惫。睡眠和休养是治愈疲惫不可或缺的手段，但是拉伸身体放松肌肉的紧张感对从疲劳中恢复也颇有效果。接下来介绍几个简单的动作，在护理的空闲时间试一试吧。

■■ 放松身体的拉伸动作

缓解肩周炎的拉伸动作

①双脚张开，与肩同宽，弯曲手肘伸至头后方。

②用一只手握住另一侧的手肘往左右拉伸。另一侧的手肘也进行同样的动作。（数次）

舒展手臂

①双脚张开，与肩同宽，双臂往前伸，保持5秒左右。

②慢慢将往前伸的手臂拉回胸前。（5 ~ 10次）

腰部拉伸

①躺在地板上，双手交叉放在脑后。

②左脚架在右脚上。

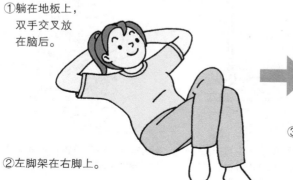

有腰痛的人不要勉强。

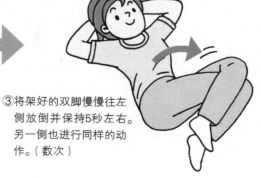

③将架好的双脚慢慢往左侧放倒并保持5秒左右。另一侧也进行同样的动作。（数次）

体侧的拉伸

①双脚张开，与肩
同宽，双臂在胸
前交叉，手掌朝
上慢慢上举。

②手掌往右侧伸展，
同时身体也往右
侧倾斜。

③姿势保持5秒左右后，
另一侧也进行同样的动
作。（5 ~ 10次）

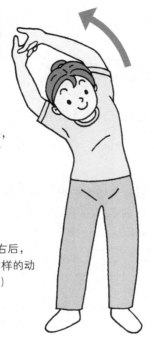

大腿内侧的拉伸

①双脚张开，与
肩同宽，身体
慢慢前倾。

②双手触及脚踝附近
后，保持该姿势5
秒左右。（5次）

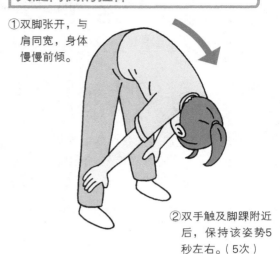

养成利用空闲时间进行拉伸的习惯，并
且，在进行需要用力的护理动作前做好
拉伸准备工作也可以防止受伤。

■■ 通过步行维持体力

步行是最简单、轻松的运动。重
要的是，不是漫不经心地走路，而是
以正确的姿势小步前进。因为一开始
就长时间快步行走会累积疲劳，所以
一天应步行20分钟左右，一周进行3
次左右。

速度比正常步行的速度
稍快，到微微出汗的程
度。步行前后不要忘记
补充水分。

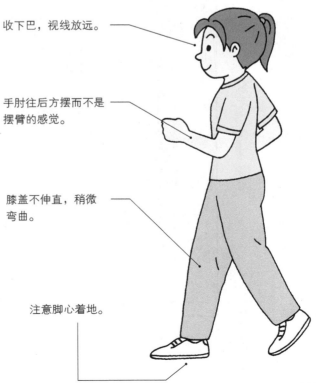

收下巴，视线放远。

手肘往后方摆而不是
摆臂的感觉。

膝盖不伸直，稍微
弯曲。

注意脚心着地。

打造不易疲劳的体质

适度的体力锻炼也可以预防腰痛

■■ 主要锻炼腿部、腰部、腹部肌肉

年过40之后，因年龄增长导致肌肉含量的减少问题越发凸显，但是，如果持续使用肌肉，可以抑制其减少。首先，参考下述插图，

从自己能做到的次数开始，进行腿部、腰部、腹部的锻炼。

锻炼腿部肌肉

以背靠墙壁的姿势进行深蹲。慢慢沉腰，膝盖弯曲至60度角左右时保持该姿势3～5秒，然后归位。（3～5次）

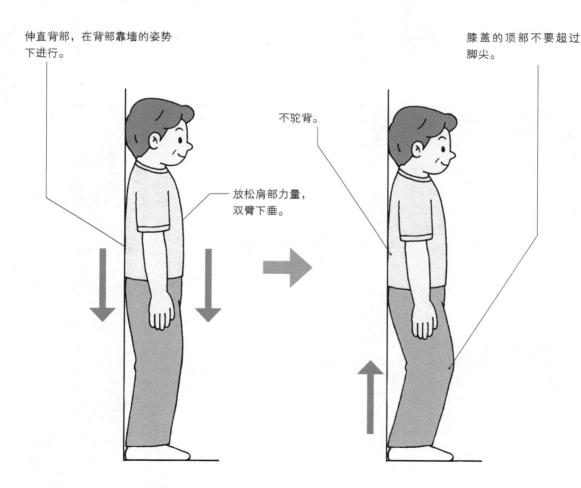

伸直背部，在背部靠墙的姿势下进行。

放松肩部力量，双臂下垂。

不驼背。

膝盖的顶部不要超过脚尖。

锻炼腹部肌肉

仰卧在地板上，徐徐抬起双腿，靠近上半身。膝盖弯曲角度大约为90度时，保持3～5秒的姿势，慢慢归位。（3～5次）

腹肌运动很辛苦时

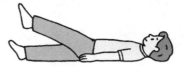

仰卧，单脚伸直慢慢往上抬。保持数秒之后归位，另一侧脚也是如此。

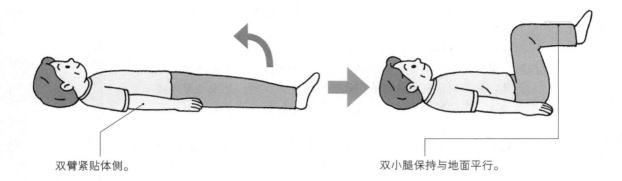

双臂紧贴体侧。

双小腿保持与地面平行。

锻炼腰部肌肉

仰卧在地板上，膝盖弯曲至90度角。慢慢抬起腰部，当大腿和腹部呈一条直线时保持3～5秒，慢慢归位。（3～5次）

双脚张开，与肩同宽，膝盖弯曲的角度大约为90度。

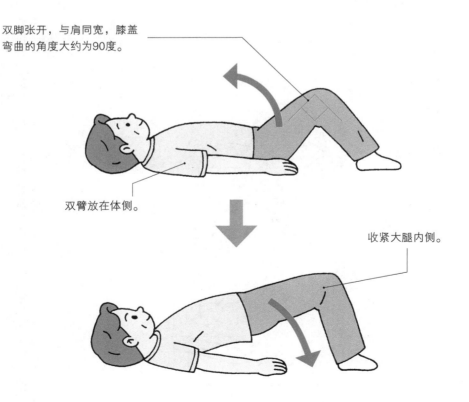

双臂放在体侧。

收紧大腿内侧。

避免穿戴妨碍护理工作的服装

在进行各种护理动作时，护理人员需要整理着装，穿上方便活动的服装来接触老人。

留长指甲，戴手表、戒指、项链、耳环等饰品都可能会伤害老人的皮肤。最坏的情况可能会由于指甲或者首饰上的细菌引发感染。

此外，护理时留长发可能会出现头发碰到老人的脸上或者掉入食物中等情况。在这种情况下，将头发扎起或者梳好，不使老人出现不愉快的心情是非常重要的。

在着装方面，穿着太过肥大的服装或者带有华美装饰的服装进行护理工作的话，有钩到家具的突出部位或者出现过长部分被脚踩到等危险。请护理人员穿贴身方便活动的服装。

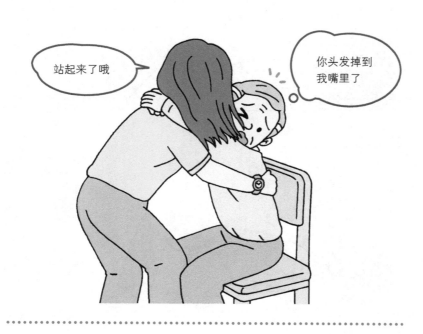

参考文献

『 介護がラクになる魔法の言葉 』(大誠社) 著：野原すみれ

『 介護職のための正しい介護術 』(成美堂出版) 監修：寺島彰

『 介護福祉の基礎知識 』(中央法規出版) 監修：中島紀恵子・京極高宣・蟻塚昌克

『 介護福祉用語辞典 』(中央法規出版) 編：中央法規出版編集部

『 看護・介護を助ける姿勢と動作 』(東京電機大学出版局) 著：小川鑛一

『 完全図解 新しい介護 全面改訂版 』(講談社) 編著：大田仁史・三好春樹

『 基礎介護技能100のチェックポイント 』(中央法規出版) 著：沖野達也・野田洋子

『 高齢者を知る事典 』(厚生科学研究所) 編：介護・医療・予防研究会

『 在宅介護福祉論 』(誠信書房) 編：川村佐知子

『 写真とイラストですぐわかる！　安全・やさしい介護術 』(西東社) 監修：橋本正明

『 プロが教える 本当に役立つ介護術 』(ナツメ社) 監修：福辺節子

『 福辺流 力を引き出す！ U－CANの介護術大百科 』
　　(発行：ユーキャン　発売：自由国民社) 監修：福辺節子

『 リハビリ介護入門 』(中央法規出版) 著：野尻晋一・大久保智明

『 老人・障害者の心理 』(ミネルヴァ書房) 編：藤田綾子・村井潤一・小山正